Traitement

des

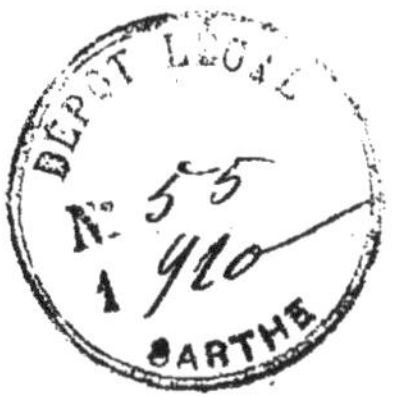

Epitheliomas cutanés

par le

grattage et la Radiothérapie

PAR

Le Dr René CHAPERON

ANCIEN EXTERNE DES HOPITAUX DE PARIS

PARIS

G. STEINHEIL, ÉDITEUR

2, RUE CASIMIR-DELAVIGNE, 2

—

1910

TRAITEMENT DES ÉPITHÉLIOMAS CUTANÉS

PAR LE

GRATTAGE ET LA RADIOTHÉRAPIE

Traitement

des
Epitheliomas cutanés

par le

grattage et la Radiothérapie

PAR

Le Dʳ René CHAPERON

ANCIEN EXTERNE DES HOPITAUX DE PARIS

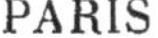

PARIS

G. STEINHEIL, ÉDITEUR

2, RUE CASIMIR-DELAVIGNE, 2

—

1910

A M. le Professeur CHAUFFARD,

qui a bien voulu me faire l'honneur d'accepter la présidence de cette thèse. Qu'il me permette de lui exprimer ma profonde gratitude pour les soins si empressés qu'il m'a prodigués, lors d'une maladie récente encore, et pour l'intérêt bienveillant qu'il m'a toujours témoigné.

A MES MAITRES DANS LES HOPITAUX DE PARIS.

MM. LE PROFESSEUR HARTMANN (Chirurgien de l'Hôpital Bichat).

LE DOCTEUR BARTH (Médecin de l'Hôpital Necker).

LE PROFESSEUR CHAUFFARD (Médecin de l'Hôpital
Cochin).

LE PROFESSEUR HUTINEL (Médecin de l'Hôpital des
Enfants-Malades).

LE DOCTEUR BECLÈRE (Médecin de l'Hôpital Saint-
Antoine).

LE DOCTEUR BROCQ (Médecin de l'Hôpital Saint-
Louis).

LE PROFESSEUR KIRMISSON (Chirurgien de l'Hôpital
des Enfants-Malades).

LE DOCTEUR FUNCK-BRENTANO (Accoucheur des
Hôpitaux).

A M. LE DOCTEUR RIVET (Ancien chef de Clinique médicale de la Falculté.

A M. LE DOCTEUR BELOT, *en remerciements des excellents conseils qu'il me donne encore chaque jour.*

A MES AMIS LAROCHE, VAUCHER, SALIN, BITH,
internes des Hôpitaux.

INTRODUCTION

Peu de temps après la découverte des rayons X on tenta d'appliquer ces nouvelles radiations au traitement des affections de la peau et en particulier au traitement des épithéliomas cutanés.

Les nombreuses observations publiées où l'on relatait des guérisons de néoplasies de la peau, suscitèrent un enthousiasme très grand et peu à peu la radiothérapie dans ces dernières années a pris une importance de premier ordre.

Mais à côté de la radiothérapie, méthode récente et déjà décriée, se place le traitement chirurgical qui pendant longtemps a été le seul vraiment efficace de tous les nombreux traitements mis en œuvre contre l'épithélioma cutané.

Il devait naturellement venir à l'esprit des radiothérapeutes l'idée d'une méthode mixte consistant essentiellement en une combinaison d'un grattage chirurgical et de l'irradiation par les rayons Roentgen.

Ayant pu juger des bons résultats de ce mode de traitement dans un grand nombre de cas d'épithéliomas, ce sujet nous a paru intéressant à étudier. La radiumthérapie, la fulguration, l'électro-coagulation sont des méthodes d'actualité. Sans nier les résultats souvent excellents du radium dans le traitement de l'épithélioma, la radiothérapie, quoi qu'on en ait dit dans ces derniers temps, a conservé toute sa valeur dans le traitement de cette affection, et c'est à juste titre que M. le Dr Brocq la défend dans une courte préface consacrée au travail de MM. les Drs Lenglet et Sourdeau sur cette question et nous ne pouvons mieux faire que de la reproduire ici.

« Depuis quelque temps, il se fait dans les esprits médicaux et par suite dans le grand public, une sorte de réaction contre la radiothérapie. Les derniers travaux publiés sur le radium, sur ses effets parfois merveilleux, ont contribué pour une certaine part à jeter la défaveur sur les rayons X, c'est une méthode déjà vieille puisqu'elle date de dix ans !

« Nous sommes de ceux qui trouvent nécessaire de protester contre certains excès interventionnistes des radiothérapeutes, et surtout contre certaines statistiques trop légèrement édifiées.

« Nous pensons qu'après la première période d'enthousiasme exagéré qui a suivi l'introduction des rayons X dans la thérapeutique, il est nécessaire de reprendre tous les faits avec méthode et précision, de vérifier avec soin les résultats obtenus pour chaque affection que l'on a voulu traiter par ce procédé, de revoir les malades longtemps après la cessation de la médication, pour apprécier les effets produits, les guérisons définitives ou momentanées, l'aspect des cicatrices, les modifications ultérieures subies par les téguments. C'est ainsi que l'on pourra se rendre compte d'une manière définitive, de la valeur pratique de la radiothérapie.

« Mais, par contre, nous ne sommes pas de ceux qui, d'après les fluctuations de la mode, rejettent inconsidérément une méthode thérapeutique dès qu'une nouvelle méthode apparaît. Nous pensons, et cela d'une manière très ferme, que si les applications thérapeutiques de la radiothérapie doivent être restreintes et précisées, elle mérite quand même, d'occuper une grande place en dermatothérapie. »

Et M. Brocq termine en disant qu'on peut réhabiliter en partie la radiothérapie dans le traitement du cancer épithélial cutané superficiel.

C'est en nous inspirant de ces idées que nous avons étudié la question, et il nous semble bien, comme nos conclusions essayeront de le faire ressortir, que la radiothérapie et en particulier le traitement mixte est un excellent procédé, qui soutient bien la comparaison avec les méthodes les plus nouvelles.

Après un chapitre d'historique général du traitement de l'épithélioma cutané, nous étudierons successivement les formes cliniques et l'anatomo-pathologie. Nous verrons ensuite si la distinction en deux formes principales spino et baso-cellulaire comporte des indications spéciales pour le traitement. Nous chercherons à faire ressortir les contre-indications et les indications du traitement radiothérapique et en particulier du traitement mixte. Nous serons brefs sur la question de l'appareillage. Puis, nous exposerons la technique du grattage ainsi que la méthode d'application des rayons X. Nous insisterons un peu sur l'emploi des filtres en radiothérapie, question tout à fait à l'ordre du jour. Nous verrons l'évolution des épithéliomas traités par les rayons X. Enfin viendront les observations de quelques-uns des malades que nous avons traités à Saint-Louis, dans le service d'électrothérapie du Dr Brocq.

Nous aurons en vue principalement l'épithélioma de la face, de beaucoup le plus fréquent. Mais tout ce qui est dit sur l'épithélioma de la face est vrai pour l'épithélioma cutané, en général.

CHAPITRE PREMIER

HISTORIQUE

---

§ 1. — Traitement des épithéliomas avant la radiothérapie

C'est par un nombre presque incalculable de méthodes qu'on a essayé de traiter les épithéliomas cutanés.

Comme on l'a déjà dit, cette histoire complète des procédés thérapeutiques préconisés contre le cancer épithélial, serait peut-être fort intéressante mais surtout plus instructive au point de vue philosophique qu'au point de vue médical proprement dit. Cette étude des anciens remèdes utilisés dans cette affection, constituerait un chapitre important de l'histoire de la médecine et serait assurément le reflet des doctrines qui avaient cours à une époque donnée.

Bornons-nous à énumérer rapidement quelques médicaments qui ont eu leur jour de vogue. Puis nous dirons un mot de la méthode chirurgicale ainsi que du traitement dermatologique.

Le traitement interne, quel qu'il soit, ne mérite pas qu'on s'y attarde.

L'arsenic, le mercure, les alcalins, les sulfureux, diverses essences, chélidoine, eucalyptus, teinture d'hydrastis, de thuya et de condurango, plus récemment des extraits organiques tels que la nucléine, l'ovarine, la thyroïdine, ainsi que les ferments, ont été ordonnés dans les cas d'épithéliomas cutanés. Mais comme le dit Darier, tous ces médicaments sont d'une efficacité malheureusement presque nulle.

La médication iodurée, de même que les applications locales de substances iodées ont une action nuisible.

La sérothérapie n'a donné jusqu'ici que des résultats négatifs ou tout au moins très douteux.

Fehleisen et quelques autres avec le streptocoque de l'érysipèle ou ses toxines, Emmerich avec du sérum antistreptococcique, Richet et Héricourt avec du sérum d'animaux auxquels ils avaient inoculé des produits de tumeurs cancéreuses, Doyen avec des toxines et des vaccins spéciaux, n'ont obtenu que des effets inconstants, des améliorations passagères ou des aggravations.

La méthode chirurgicale, par contre, est très souvent efficace. Elle peut consister dans l'ablation chirurgicale au bistouri suivie de réunion, si possible, ou d'autoplastie immédiate ou consécutive. Le malade est ainsi débarrassé d'un seul coup, à la condition que l'exérèse soit suffisamment large et profonde. Si les ganglions sont envahis ou simplement perceptibles au toucher, il est de règle de les extirper en même temps.

Les limites de l'envahissement épithéliomateux sont très diversement éloignées suivant la forme anatomique de la tumeur.

La biopsie préalable et l'examen histologique sont souvent très utiles pour donner au chirurgien des renseignements à cet égard.

Les inconvénients de l'ablation sanglante sont que même en taillant largement, on n'est pas certain d'avoir dépassé les limites du néoplasme. La mutilation opératoire est souvent énorme pour une tumeur qui paraissait petite.

S'il subsiste une parcelle d'épithélioma comme il arrive très souvent, la récidive est fatale et oblige à des opérations complémentaires dans des conditions de plus en plus fâcheuses.

D'après Darier, cette méthode sera réservée avant tout aux cancroïdes plongeants, qui mettent l'existence en jeu à brève échéance et à ceux des épithéliomes superficiels bénins qui peuvent être enlevés sans délabrements trop grands.

Cette opinion encore admise il y a quelques années, n'est plus guère soutenable en ce qui concerne les lésions superficielles car, comme nous le verrons, le domaine de la radiothérapie s'est considérablement étendu depuis que la technique et l'outillage se sont perfectionnés.

En regard de la méthode chirurgicale se place le traitement dermatologique, qui comprend une foule de procédés, dont plusieurs étaient fort recommandables, avant l'emploi de la radiothérapie.

Presque tous mettent en œuvre les caustiques. Darier dit qu'il faut absolument rejeter ceux dont l'action est faible et peu pénétrante, tels que le nitrate d'argent, phénol, résorcine, chlorate de potasse, acide salicylique et pyrogallique, acide lactique, bleu de méthylène.

On écartera de même les caustiques dont l'application

est par trop douloureuse et qui attaquent les tissus sains, au moins autant qu'ils détruisent le néoplasme, c'est-à-dire les acides chlorhydrique, azotique, sulfurique, nitrate-acide de mercure, sublimé, chlorure de zinc.

Cependant l'acide chromique à 1/15 ou 1/10, qui donne très rapidement une escarre sèche, la potasse caustique ou la pâte de Vienne qui produisent une escarre molle, peuvent être utilisés pour traiter les épithéliomes muqueux, ou pour détruire la partie superficielle d'une tumeur dont on veut poursuivre la racine par d'autres moyens.

Mais aucun de ces caustiques ne vaut l'acide arsénieux, la poudre du frère Côme ou celle de Manec, toutes deux à base d'acide arsénieux. Ces préparations ont une qualité que ne possèdent pas d'autres caustiques. L'acide arsénieux jouit pour ainsi dire, d'une sorte d'action élective, vis-à-vis des tissus morbides qu'il désorganise, tout en ménageant les tissus sains environnants.

Il détermine une vive inflammation périphérique, du gonflement, une violente douleur.

Mais la meilleure façon d'employer l'acide arsénieux, est de recourir au procédé de Cerny et Trunecek, qui est progressif, moins aveugle par conséquent, moins douloureux aussi.

Si le traitement par les caustiques ne nécessite pas d'outillage spécial, s'il est vrai qu'il donne dans certains cas de bons résultats, il n'en est pas moins certain que la méthode est moins sûre, moins efficace que la radiothérapie. Les résultats esthétiques sont moins satisfaisants, le traitement est plus long, plus douloureux, et les récidives plus fréquentes.

Le dermatologiste peut encore employer pour la destruction des petits épithéliomes superficiels, lorsqu'il ne peut
recourir à la radiothérapie, à la cautérisation ignée au thermo-cautère, ou mieux à l'anse galvanique, qui permet plus
de précision.

On peut la mettre en pratique, comme seule moyen thérapeutique, ou comme complément d'une intervention
chirurgicale.

Généralement l'anesthésie locale est nécessaire, et l'on
détruit toute la partie malade en dépassant largement ses
bords.

Parfois à ce traitement par la cautérisation ignée, on
ajoute l'application d'une pommade au chlorate de potasse.
(Procédé préconisé par Gaucher, au Congrès de Londres
1896.) Mais on peut faire à cette méthode, à peu près les
mêmes reproches qu'aux précédentes. Elle est très douloureuse, donne des cicatrices très apparentes (inconvénient appréciable, surtout lorsqu'il s'agit de la face), et
entraîne des délabrements considérables. Encore ne peut-
on jamais l'employer dans les cas d'envahissement ganglionnaire ou de lésions un peu étendues et profondes.
De plus on est exposé, soit à détruire trop de tissus sains,
soit à laisser intacts des prolongements de la tumeur.

Darier signale un usage très courant, et pratique lui-
même une méthode mixte, qui combine l'action chirurgicale à l'action de la cautérisation ignée.

Elle consiste à enlever la masse principale de la tumeur
par un raclage énergique à la curette tranchante après
anesthésie locale. L'hémorragie arrêtée, on cautérise le
fond au thermo-cautère, et on y applique un caustique.
E. Vidal bourrait la plaie de chlorate de potasse en poudre

qu'il renouvelait pendant un ou deux jours, puis pansait avec une solution du même sel.

Cette méthode donnerait des résultats rapides et brillants dans les cas d'épithéliomes superficiels, il y a cependant eu, par ce procédé et des insuccès et des destructions trop étendues.

Quant à l'emploi de la la curette seule il n'est pas à recommander.

Telles étaient les diverses méthodes curatives employées couramment jusqu'à il y a quelques années dans le traitement des épithéliomes, méthodes variant essentiellement avec chaque médecin, avec la gravité, l'étendue et la localisation des néoplasies.

Toutes ces méthodes, à l'exception de la méthode chirurgicale, toujours fort en vogue parce qu'elle est la plus rapide et à *priori* la plus radicale, ont perdu beaucoup de leur importance.

§ 2. — **Méthodes nouvelles**

Pour ne parler que des méthodes en usage, à Saint-Louis, on n'emploie plus que les méthodes suivantes : radiothérapie, radiumthérapie, haute fréquence, électrolyse et photothérapie, qui sont à vrai dire encore à l'étude pour plusieurs d'entre elles.

La photothérapie donnerait parfois des résultats indéniables, mais encore faut-il avoir à faire à des lésions très superficielles, et compter sur un temps très prolongé pour obtenir une demi-guérison. Peut-être dans ces prétendus succès dans le traitement photothérapique des épithéliomas, s'agissait-il de lésions non épithéliomateuses, mais lupiques, sur lesquelles les rayons Finsen agissent d'une façon souvent fort efficace. Aussi Holzknecht, dans un article sur les indications actuelles dans le traitement des épithéliomes, n'hésite pas à écrire que le traitement des néoplasies cutanées par les rayons Finsen est sans aucune valeur.

L'électrolyse avec une aiguille de zinc et le pôle négatif a été essayée dans quelques cas d'épithéliomas très petits et superficiels par Brocq, avec d'assez bons résultats. Mais les indications de ce procédé sont forcément très restreintes en raison du temps que nécessiterait un pareil traitement.

L'étincelle de résonance qui ne constitue pas, entre parenthèses, la fulguration, puisque selon la définition de de Keating-Hart, la fulguration est une méthode combinée, électro-chirurgicale, a été employée également dans le traitement des petits épithéliomas cutanés.

Cette méthode a été surtout employée dans les cas de tumeur ou d'ulcération bien limitée en surface et en profondeur. Elle serait de plus particulièrement indiquée dans les formes lobulées où les rayons X, d'après Zimmern, donnent rarement de bons résultats, parfois même des aggravations. L'étincelle de haute fréquence est d'un emploi pratique dans des régions assez difficiles à bien exposer aux rayons X : régions anfractueuses, comme le sillon naso-génien, l'angle de l'œil.

Ce sont Ménard, Bordier et Lacaille qui ont publié les premières observations de cas traités de cette façon.

Bordier applique les étincelles de haute fréquence au moyen d'un excitateur spécial, et traite ainsi surtout les épithéliomas papillaires et perlés de la peau. Il faut, d'après lui, une à deux séances de moins d'une minute pour amener la disparition de ces produits épidermiques.

Enfin, il faut parler de l'emploi du radium dans le traitement de l'épithélioma cutané. Nous avons lu les nombreux travaux parus sur la question, et nous ne doutons pas des résultats souvent fort bons que le radium bien manié peut donner. La comparaison de la radiothérapie et de la radiumthérapie, dans l'épithélioma cutané est actuellement fort difficile. Il faudrait pour cela s'efforcer de trouver des cas cliniquement et histologiquement comparables, les traiter les uns par les rayons X, les autres par le radium et faire ces essais sur un grand nombre de cas sans idée préconçue.

Mais les indications de la radiumthérapie en matière d'épithélioma cutané, sont forcément restreintes, car actuellement à Paris, il y a encore une dose infinitésimale de radium en circulation et l'on compte encore les détenteurs de ce merveilleux agent thérapeutique, qui peuvent à leur aise expérimenter avec le radium.

La radiothérapie, au contraire, s'est beaucoup vulgarisée. L'outillage, la technique, se sont perfectionnés. C'est un moyen de traitement à la portée d'un grand nombre de médecins.

§ 3. — Aperçu historique de la radiothérapie dans le traitement de l'épithélioma cutané

Si la radiothérapie est actuellement une méthode très courante dans le traitement de l'épithélioma cutané, il n'en a pas été de même dans les premières années qui suivirent la découverte des rayons de Roëntgen.

Ce fut d'abord d'une façon très timide qu'on essaya les rayons X au traitement des néoplasies cutanées, et les résultats furent, même au début, jugés d'une façon assez septique.

Les premières observations du traitement du cancer de la peau par les rayons X, sont dus surtout aux auteurs étrangers. Les premiers cas d'épithéliomas cutanés traités par cette méthode, avec succès, furent publiés, en décembre 1899, par Magnus Möller et Stenbeck, à la Société médicale de Stockolm. Puis Sequeira, à Londres, publia la guérison de quatre cas d'ulcus rodens. Ces résultats encouragèrent les médecins à mettre en pratique cette thérapeutique nouvelle. Les observations des épithéliomas cutanés traités par les rayons X parurent dès lors assez nombreuses ; Williams en publie 7 cas, Sequiera, 45 cas.

Les nombreux travaux de Schiff, de Freund, de Kienböck et Holzknecht, en Autriche, ceux de Albers Schönberg, Lassar, Scholtz, en Allemagne, démontrèrent l'efficacité des rayons X sur les néoplasies cutanées.

En France, Chanoz, de Lyon, fut un des premiers à appliquer cette nouvelle méthode. Puis les travaux de Beclère, ceux de Brocq, Bisserié, Lenglet et Belot, en 1903, montrèrent les merveilleux résultats qu'on pouvait retirer de la radiothérapie.

Aussi, en 1904, au Congrès de Grenoble, Reboul et Haret pouvaient déclarer que « l'action des rayons de Roëntgen sur les épithéliomas est démontrée ». « A partir de cette époque, la radiothérapie devient une méthode courante. On discute encore sur ses indications, sur la façon dont elle doit être appliquée ; mais les résultats qu'elle donne sont si nombreux et si probants qu'ils ne sont plus mis en doute ».

Quant à l'historique de la méthode mixte, elle est difficile à faire, car presque tous les radiologistes l'ont essayée dans quelques cas et dans des circonstances particulières, mais aucun, malgré les avantages que comporte cette méthode ne l'a employée systématiquement.

C'est Stelwagon qui est un des premiers à avoir conseillé dans certains cas, une méthode mixte, consistant en une opération superficielle suivie d'irradiation pour achever la guérison et prévenir la récidive.

« En fait, je suis de plus en plus impressionné par cette idée que le meilleur de tous les traitements, pour les cas moyens, est d'abord l'énucléation, soit par excision, curretage ou cautérisation, suivant les cas, et immédiatement après les applications radiothérapiques.

« Cette méthode, plus énergique que la méthode, comparativement plus lente, par la radiothérapie seule, donne des résultats plus rapides et moins de chances de récidives. »

Williams, qui a une grande expérience des épithéliomas, dit qu'il serait avantageux de continuer les deux méthodes chirurgicale et radiothérapique. Morris et Dorre conseillent d'adjoindre le curretage au traitement radiothérapique et il ajoute que le bourrelet marginal est assez difficile à guérir.

Belot, dans son *son Traité de Radiothérapie*, conseille aussi dans certains cas, lorsqu'il s'agit par exemple, de lésions végétantes exubérantes, envahissant une grande surface, de pratiquer un grattage préalable très superficiel, simplement pour aplanir la lésion et sans chercher à enlever tous les tissus malades. Puis il fait suivre le grattage par l'application immédiate des rayons X, et il obtient ainsi d'excellents résultats dans un temps relativement court. Les cicatrices sont superbes, à peine visibles et « l'on peut dire, écrit-il, que dans beaucoup de cas, aucune méthode n'est capable de donner de pareils résultats. »

Darier conseille, lorsque l'épithélioma est volumineux, de commencer par en abraser la majeure partie à la curette ou autrement, avant de recourir à la radiothérapie qui dès lors pourra devenir efficace.

Son opinion se base sur les conclusions que l'on tire des examens histologiques de ces tumeurs traitées par la radiothérapie.

« Au-dessous de la couche néoplasique à cellules désintégrées par les rayons, couche qui n'a pas plus de un et demi à deux centimètres d'épaisseur, l'épithélioma est encore en pleine vitalité, et Darier croit même que l'irritation produite par les rayons, contribue à exciter son bourgeonnement.

Hélie, Daniel, Nancel-Penard, Coriat, dans leurs thèses sur le traitement radiothérapique des épithéliomas cutanés, disent qu'en France, la méthode mixte est souvent employée dans les cas d'épithéliomas rongeants ou végétants et ils signalent quelques-uns des avantages du grattage préalable.

Leredde dans sa communication au Congrès de Dermatologie de Berlin 1904, dit que la guérison est beaucoup plus rapide lorsque l'épithéliome est ouvert, c'est-à-dire lorsqu'à sa surface existe, soit une érosion soit une ulcération.

Lorsque celles-ci sont absentes, on peut avant de commencer la radiothérapie, gratter légèrement à la curette. Lorsqu'il y a de l'hyperkératose, il convient de la faire disparaître par un coup de curette, les tissus cornés résistant aux rayons X plus que d'autres.

M. Lenglet aussi depuis quelques années, emploie le plus souvent la méthode mixte dans le cas d'épithélioma cutané.

Mais, si l'idée d'une action combinée du grattage et de la radiothérapie est venue à un grand nombre de radiothérapeutes, cette méthode n'a jamais été systématiquement employée.

CHAPITRE II

FORMES CLINIQUES DES ÉPITHÉLIOMAS DE LA FACE

L'épithéliome de la face peut revêtir des formes cliniques multiples. La multiplicité de ces formes est surtout accusée à la période du début de la prolifération épithéliale, période dont la durée est très variable et à laquelle parfois la néoformation peut s'arrêter. Mais le plus souvent avec le temps et sous l'influence de conditions que nous ignorons, quelque forme initiale qu'il ait présenté au début, l'épithéliome évolue vers un type qui tend à être uniforme. Le dermatologiste ou le radiothérapeute étant généralement consulté pour une forme du début, il importe de bien connaître l'aspect très différent suivant les cas que peut revêtir l'épithéliome de la face, et nous insisterons sur les formes cliniques de l'épithéliome au début de son évolution. Ces formes ne constituent pas à vrai dire des entités morbides absolument distinctes. Elles ne forment pas non plus d'espèces nosologiques légitimes et irréductibles, mais elles semblent pourtant assez bien individualisées pour mériter d'être envisagées séparément ; au point de vue clinique on a beaucoup parlé dans ces derniers temps des affections dites précancéreuses. Darier, Ménétrier, Borrel ont en particulier insisté sur leur rôle dans l'étiologie du cancer. Ces affections précancéreuses sont de divers ordres, comme le prouve la simple énumération suivante : Naevi, kératose sénile, leucoplasie ; diverses dermatoses : lupus vulgaire et lupus érythémateux, psoriasis ; dermatoses professionnelles des ramoneurs, des goudronneurs, des paraffineurs, etc., ulcères et fistules, etc.

Parmi ces affections précancéreuses, la kératose sénile détermine souvent l'épithéliomatose multiple sénile. Ce n'est pas à vraiment parler une forme d'épithéliome, mais un stade prémonitoire de l'épithéliome vrai. On désigne encore cette affection sous les noms de crasse des vieillards, d'acnée sébacée concrète, d'acnée sébacée partielle. L'épithéliomatose multiple sénile, s'observe le plus souvent à la face et chez les vieillards, mais se voit fréquement encore aux oreilles, au cou, au dos des mains.

Il s'agit en général de surfaces jaunâtres, sèches, granitées, mal limitées, ou bien encore de plaques circonscrites, de dimensions variables, recouvertes de concrétions d'un jaune brun ou verdâtre, saillantes, adhérentes, et paraissant se développer excentriquement.

En enlevant la croûte, on met à nu une surface rouge, hérissée de saillies verruqueuses saignantes, ou un petit cratère en godet, humide, cerclé par un fin ourlet. ,

A un stade plus avancé de l'épithéliomatose, les croûtes ne sont plus purement épidermiques ; elles sont formées en partie par des exsudats desséchés et du sang, elles recouvrent une surface ulcérée à base indurée qui est déjà un épithéliome superficiel. Ainsi donc, non traitée la lésion pourra évoluer plus ou moins lentement vers une des formes cliniques que nous allons étudier.

L'épithéliome papillaire, dit aussi épithéliome verru-
queux, superficiel ou végétant, est tantôt primitif, tantôt
consécutif à la kératose sénile.

Il est du reste très difficile d'établir un point de démar-
cation précis entre ces deux affections, car on trouve tous
les termes de transition. On l'observe aux lèvres, aux
commissures, aux joues, aux paupières, au menton et
même à la langue. Au début surtout, il se montre sous
forme de petites saillies filiformes, papillomateuses, vite
recouvertes d'une croûte plus ou moins épaisse. Cette
croûte s'aggrandit et s'élève à mesure que la prolifération
sous-jacente s'étale et devient plus saillante.

A la période d'état, il s'agit le plus souvent d'un disque
saillant limité par un bord relevé en ourlet, lequel circonscrit une surface hérissée de saillies villeuses et recouverte
d'un enduit corné ou d'une croûte.

Il en existe deux variétés, l'une, épithéliome papillaire nu,
presque spécial au gland et à la verge, à surface ve-
loutée, rouge et brillante ; son évolution est lente et longtemps bénigne, mais il peut s'ulcérer et se transformer en
cancroïde ; l'autre, dans laquelle les productions cornées
qui surmontent les végétations papillaires, forment une
masse cohérente, considérable, est la corne épithélioma
teuse ou corne sénile.

La corne sénile est très variable de forme, de nombre,
de dimensions. Son point d'implantation élargi s'entoure
dans la profondeur de la peau qui l'engaîne légèrement
en lui formant un léger bourrelet. La corne sénile se dé-
veloppe tantôt sur peau saine, tantôt sur kératose sénile,
principalement à la face et sur le cuir chevelu.

Sous ses divers aspects, la néoplasie reste superficielle, est mobile avec la peau et ne s'accompagne d'aucune induration profonde.

La marche est très lente au début, plus active aux stades avancés. Mais malgré la marche le plus souvent torpide de l'affection, la lésion prend souvent rapidement à un moment donné une allure nettement maligne. Elle ne devra donc pas, par conséquent, être négligée.

L'épithéliome plan cicatriciel de Besnier ou épithéliome perlé, est celui qui tout en s'étalant, se déprime en son centre qui subit l'atrophie scléreuse. Il présente comme lésion élémentaire essentielle la perle épithéliale. Cette formation n'est pas absolument particulière à cette forme d'épithéliome. Mais c'est la lésion caractéristique de l'affection. La perle épithéliale est constituée par un amas globuleux de cellules néoplasiques ayant subi la kératinisation. Elle revêt la forme d'une petite saillie lisse, d'un blanc plus ou moins nacré, et donne l'impression au doigt qui la palpe d'un petit grain de millet, inclus dans l'épaisseur de l'épiderme.

Après un certain temps, souvent fort long, l'épithéliome plan se présente sous forme d'une plaque cicatricielle arrondie ou plutôt irrégulière, bordée par un ourlet ou un chapelet de petites élevures, grisâtres, squameuses ou lisses, plus ou moins translucides.

A mesure qu'à la périphérie la lésion progresse, on voit le centre se déprimer et s'ulcérer. Une fois constituée l'ulcération gagne la périphérie, alors que généralement la région centrale se répare et se transforme en une cicatrice blanche ou rosée, très mince, brillante avec arbori-

sations vasculaires. Celle-ci reste bordée de petites ulcé-
rations ou d'un ourlet caractéristique formé de granula-
tions perlées. Somme toute, l'ulcère se cicatrise d'un côté
pendant qu'il gagne d'un autre, détruisant les paupières,
les cartilages du nez, les os même. Il cause lentement
d'énormes et d'horribles mutilations. L'envahissement
ganglionnaire manque presque toujours. La tendance aux
récidives après une guérison apparente est des plus marquée. Dans certains cas le caractère ulcéreux peut do-
miner, et alors la ressemblance avec l'ulcus rodens s'ac-
centue. Du reste cette dernière forme qui constitue en
Allemagne et en Angleterre un type défini, est considérée en
France par Darier comme un aboutissant de l'épithéliome
perlé, tandis que pour Dubreuilh, l'épithéliome plan cicatriciel, ne serait que la forme atrophique du rodenulcer.

L'ulcus rodens (Rodent ulcer de Jacob) est un type très
spécial par son évolution anatomo-clinique. Son siège de
prédilection est le voisinage de l'œil d'où il s'étend, soit
vers le front, soit vers le nez. En tout cas, il ne quitte guère
la région supérieure de la face. Il débute par une faible
saillie, légèrement indurée, grisâtre et parfois pigmentée
ou hypervascularisée par places. Cette saillie, à mesure
qu'elle s'étend se déprime en son centre, et bientôt se constitue une ulcération creuse et serpigineuse, à base un peu
indurée sans bourrelet perlé. L'ulcération est presque à
fleur de peau. L'induration est toute superficielle. Le
pourtour de l'ulcération est taillé à pic, mais non décollé,
légèrement saillant et présente par places de petits épais-
sissements nodulaires. Cette ulcération à peine suintante
se recouvre parfois de croûtes peu adhérentes, dont la

chute facile laisse voir un fond rose plus ou moins vif, granuleux, ayant peu de tendance à l'hémorragie et de tout point analogue à une plaie en bonne voie de répara-, tion. Cet ulcère, chronique par excellence, loin d'évoluer vers la réparation, a une tendance constante à l'envahissement. Ses bords s'éloignent insensiblement du centre, deviennent policycliques. La marche est très lente en raison de la puissance de réaction du tissu conjonctif, s'opposant ainsi à l'envahissement de la prolifération épithéliale. L'évolution vers une forme d'épithéliome plus malin est rare. Cependant les lésions gagnent quelquefois en profondeur et deviennent alors infectantes.

Le cancroïde vulgaire est la forme la plus commune et aussi la plus maligne, elle appartient souvent au domaine du chirurgien. Le siège d'élection du cancroïde est aux orifices, sur les lèvres, sur la langue, où il vient compliquer la leucoplasie. On l'observe fréquemment sur les cicatrices ou sur une plaque de lupus vulgaire.

Quand le cancroïde débute en peau saine, c'est d'abord un tubercule grisâtre, recouvert d'une squame ou d'une croûtelle. Sous l'influence du grattage ou d'un traumatisme il gagne en étendue et en profondeur.

Son sommet rougit et s'ulcère. Bientôt il forme une tumeur du volume d'un noyau de cerise ou d'une noisette, dure, à la fois enchâssée dans la peau et saillante. Ses bords sont renflés en bourrelet. Sur sa partie centrale apparaît d'abord une érosion, puis une ulcération taillée à pic, qui est irrégulière, crevassée, grisâtre et saigne facilement. On peut y voir et quelquefois en exprimer des grains ou filaments appelés vermiottes, composés de cellules cornées et de globes épidermiques. Les ganglions sont très rapidement engorgés. La tumeur non traitée gagne assez rapidement en profondeur. L'ulcère peut devenir gangréneux, les ganglions peuvent suppurer. Ce sont des formes essentiellement infectantes et malignes.

Ces différents types cliniques ont quelques caractères généraux communs. Les douleurs sont presque toujours absentes. Lorsqu'elles existent, elles sont peu accusées et se bornent souvent à de petits élancements très espacés ou à du simple prurit. Les ganglions correspondant au territoire lymphatique sont rarement envahis. Dans les formes infectées, il y a quelquefois un peu d'engorgement ganglionnaire qui disparaît, grâce à des soins antiseptiques. Cependant les glanglions sont envahis lorsque l'épithéliome a dépassé les limites profondes du derme, cette barrière naturelle aux infections du dehors. L'état général n'est pas influencé du fait de l'épithéliome. Celui-ci évolue relativement lentement. Les lésions en général ne progressent que petit à petit, laissant tout le temps à un traitement approprié et énergique d'agir. Malheureusement la bénignité relative peut cesser. Les lésions gagnent en profondeur et l'épithélioma ainsi abandonné à lui-même, du fait de l'incurie et de l'ignorance des malades, se transforme en épithélioma adulte, que nous allons étudier maintenant.

La forme adulte de l'épithélioma sur laquelle Hallopeau et Leredde ont insisté, peut être en effet l'aboutissant des différentes formes précédentes. Il s'agit en général d'une tumeur profondément indurée, proéminente, plus ou moins mamelonnée. L'ulcération fait rarement défaut. Elle est entourée d'un bourrelet plus ou moins saillant, à bords taillés à pic ou renversés. L'ulcération est tantôt recouverte de croûtes noirâtres assez adhérentes, dues à l'exsudat séro-sanguinolent agglutinant des débris épithéliaux, tantôt à vif laissant voir une surface sanieuse bourgeonnante, friable saignant facilement.

Les plans profonds sont indurés et les ganglions sont presque toujours pris. A ce stade de bourgeonnement peut succéder un stade ou prédomine le processus ulcératif et qui s'accompagne alors de pertes de substance considérables. La tumeur ulcérée adhère aux plans profonds sous-jacents, aux muscles et aux os ; les ganglions sont volumineux, peuvent même s'ulcérer dans la suite et la généralisation est dès lors imminente. Des hémorragies locales se produisent fréquemment. Les douleurs sont vives, lancinantes et peuvent devenir atroces. La radiothérapie dans des cas pareils, ne pourra être que palliative, cependant elle fait souvent merveille.

L'ulcération rétrocède dans une certaine mesure. La suppuration et l'odeur quelquefois repoussante diminuent, enfin la radiothérapie améliore le plus souvent les douleurs atroces du malade.

CHAPITRE III.

ANATOMIE PATHOLOGIQUE

L'anatomie pathologique des épithéliomas cutanés a été
très étudiée dans ces dernières années tant en France
qu'en Allemagne.

Tous ces travaux ont visé non seulement à étudier l'anatomie histologique de ces tumeurs, mais à trouver une
classification rationnelle des formes cliniques et histologiques de celles-ci.

En France autrefois, on a au point de vue histologique
subdivisé avec Cornil et Ranvier les épithéliomas cutanés
en deux espèces :

L'épithélioma pavimenteux lobulé, et l'épithélioma pavimenteux tubulé.

L'épithélioma pavimenteux lobulé est formé de masses
bourgeonnantes en lobules ou en gros boudins, renflés
par endroits, composés de cellules qui subissent une évolution semblable à celle de l'épiderme.

Les cellules qui les composent sont petites et cylindriques au bord des lobules, deviennent pavimenteuses, puis
cornées ou colloïdes, à mesure qu'elles avancent vers le
centre des lobules.

Dans l'épithélioma tubulé, le tissu fibreux qui forme le
stroma de la tumeur, est sillonné par des cavités en forme

de tubes, remplies de cellules pavimenteuses ne montrant pas d'évolution épidermique.

Cette classification est exacte mais insuffisante, car certains cas ne peuvent être rangés dans aucun de ces deux groupes.

A côté de cette division très simple, Unna dans sa classification plus complexe comprend un plus grand nombre de types.

Il se base avant tout sur l'histologie topographique, sur ce qu'il appelle l'architecture de la tumeur, et il distingue ainsi quatre formes principales ;

1º Les carcinomes végétants, comprenant la variété villeuse ou papillaire, qui est superficielle, et la variété à gros réseaux, dont les boyaux épithéliaux envahissent la profondeur.

2º Les carcinomes cylindriques, plus fréquents, soit réticulés, soit acineux, lorsqu'ils offrent des renflements latéraux ou terminaux, donnant par places un aspect adénomateux, soit styloïdes, si les boyaux s'effilent en pointe comme dans l'ulcus rodens.

3º Les carcinomes alvéolaires dans lesquels les éléments épithéliaux se disposent en amas isolés ou nids, au sein des cavités du stroma.

4º Les carcinomes secondaires de la peau résultant d'embolies cancéreuses des voies lymphatiques.

En résumé ces deux classifications reposent bien sur les caractères microscopiques, mais elles ont l'inconvénient d'être basées exclusivement sur l'architecture des tumeurs et d'être purement histologiques.

La clinique aussi est impuissante à elle seule, à fournir

les bases d'une classification rationnelle des épithéliomes.
L'aspect extérieur, le siège superficiel ou profond, le caractère plongeant ou végétant, la consistance molle ou dure
du néoplasme, le plus ou moins de tendance du processus
à l'ulcération progressive ou à l'atrophie, la malignité de
l'évolution doivent entrer en considération, mais ne suffisent pas à établir un groupement scientifique satisfaisant.
Il en est de même de la localisation topographique des
tumeurs, laquelle est parfois mais non nécessairement, en
rapport avec les attributs précédents.

Aussi Darier, au Congrès de Berlin de 1904, a repris la
question et a donné une classification rationnelle qui, tout
en étant anatomique tient compte des données microscopiques et cliniques, et est en rapport avec le pronostic.

Il nous paraît utile de résumer ce travail qui nons donne
à la fois une définition exacte de ce qu'il faut entendre par
épithélioma cutané et une classification très rationnelle de
ces tumeurs.

Les épithéliomas cutanés sont, dit Darier, des tumeurs
résultant d'une prolifération atypique de l'épiderme et de
ses annexes (formations glandulaires ou autres qui en dérivent). On les désigne encore sous les noms de : cancers épithéliaux, cancroïdes, polyadénômes, ulcères rongeants, etc.

En Allemagne, on distingue parmi les tumeurs épithéliales, les carcinomes qui ont un caractère envahissant et
infectant, et par conséquent une malignité clinique, et on
réserve le nom d'épithéliome pour celles qui ont le caractère bénin. Tout récemment même, on a proposé pour ces
dernières l'appellation de fibro-épithéliome. Au contraire,

suivant le sens français du mot épithélioma, ce terme s'applique aussi bien à ces tumeurs essentiellement bénignes et à celles douées d'une haute malignité. Le plus ou moins de malignité d'un néoplasme a sans doute une grande importance pratique, mais ce caractère n'étant pas aisé à définir avec précision, et étant de plus, susceptible de variations au cours de l'évolution d'une même tumeur, n'étant pas enfin lié à une particularité de structure, il ne saurait entrer en considération dans une classification nosologique.

Darier, par conséquent, range dans le groupe des épithéliomes, une série de productions épithéliales bénignes :

1° Les adénomes à structure plus ou moins atypique et proches parents des nævi. Il les désigne sous le nom d'épithéliomas adénoïdes ;

2° Certaines variétés de papillomes, qui sont pour lui des épithéliomes papillaires et qui présentent d'insensibles formes de passage aux épithéliomas végétants ou plongeants ;

3° Les nævi cellulaires, dites verrues molles (dans le cas où on assigne une origine épidermique aux cellules qui les constituent).

Mais Darier élimine du groupe épithéliome, les verrues vulgaires, les condylómes acuminés, le molluscum contagiosum, les formations papillomateuses dont la nature infectieuse est démontrée, et qui pour cette raison et malgré leurs analogies de structure n'ont plus le droit de figurer parmi les tumeurs.

Il élimine également du groupe des épithéliomes, les formes végétantes ou papillomateuses des syphilomes, des tuberculômes, ainsi que les kystes qui sont bien d'origine épithéliale, mais sont essentiellement constitués par une accumulation de produits de sécrétion.

Enfin pour Darier, le groupe des prétendus endothéliomes ou tumeurs que l'on suppose provenir des endothéliomes des vaisseaux sanguins, des vaisseaux lymphatiques et des séreuses, renferme des éléments disparates ressortissant d'une part aux sarcomes, d'autre part aux épithéliomes en majeure partie.

Les épithéliomes de la peau se rangent très naturellement en quatre genres.

1. Les épithéliomes à évolution cornée, papillomes et cancroïdes, épithéliomes lobulés, plongeants, profonds.

2. Les épithéliomes à évolution non cornée, épithéliomes plans ou superficiels, ulcus rodens, épithéliomes tubulés.

3. Les nævi cellulaires et les tumeurs malignes qui en proviennent, melano-sarcomes, nævo-carcinomes.

4. Les épithéliomes secondaires métastatiques.

§ 1. — Epithélioma spino-cellulaire.

Cette forme est encore désignée dans les anciennes classifications sous les noms d'épithélioma pavimenteux lobulé-corné (Cornil et Ranvier), — d'épithélioma malpighien, — de carcinome pavimenteux adulte (Fabre-Domergue). Il présente deux formes, l'une bénigne dite papillome, l'autre maligne, le cancroïde.

L'épithélioma spino-cellulaire histologiquement est caractérisé par le fait que les éléments qui le composent

subissent, dans une certaine mesure, l'évolution épidermique et la kératinisation, comme les cellules malpighiennes du revêtement cutané.

Les amas néoplasiques y sont disposés soit en lobules,
soit en larges trainées, ou en boudins plus ou moins cylindriques et bosselés.

Les cellules périphériques sont d'ordinaire semblables
à celles de la couche basale de l'épiderme. La majorité des
éléments sont du type des cellules du corps muqueux de
Malpighi, dont elles ont le volume, le noyau vésiculeux, le
protoplasme facilement colorable, d'ordinaire la structure
filamenteuse plus ou moins atténuée, mais cependant re-
connaissable.

On rencontre enfin dans le centre des lobules, boyaux
ou renflements, ces amas arrondis ou allongés de cellules
cornées concentriquement aplati, que l'on connaît sous le
nom de globes épidermiques ou perles épithéliales. Au
centre de ces globes, il n'est pas rare de trouver un élément globuleux corné ou en dégénérescence hyaline. A
leur pourtour, les cellules sont d'habitude chargées de
grains de kératohyaline.

La tendance évolutive des éléments malpighiens est con-
servée. Le point de départ de la néoformation est manifestement dans l'épiderme de revêtement, dans les bourgeons interpapillaires, et fréquemment aussi dans les fol-
licules pileux ; il est rare qu'on puisse constater ses rela-
tions avec les glandes de la peau.

Cette classe se subdivise en deux types :

a) Type superficiel végétant ou épithélioma papillaire.
— Le bourgeonnement pathologique peut, en effet, sur-

tout au début être limité plus ou moins à la superficie de la peau.

On a généralement une surface épithéliomateuse saillante, végétante, papillomateuse.

La néoplasie est limitée inférieurement par une ligne concave ou onduleuse, où le stroma est plus ou moins fibreux, infiltré de cellules plasmatiques.

Cette forme papillomateuse et végétante, qui n'est quelquefois qu'un stade de la forme profonde et plongeante, peut persister à l'état superficiel pendant des années, et présente deux variétés :

1. La variété papillaire cornée ou papillome corné où des productions épaisses et cornées surmontent les végétations et pénètrent dans les bourgeons.

2. La variété de l'épithélioma papillaire nu, plus rare, où les végétations sont couvertes d'une couche kératinisée à peine plus épaisse que normalement.

b) Type profond ou cancroïde. — Cette forme est soit consécutive à un bourgeonnement superficiel soit primitive. La prolifération peut se faire en profondeur, envahir en les désorganisant le tissu du derme et les tissus sous-jacents, et se propager le long des vaisseaux lympathiques.

C'est l'épithélioma cancroïde, spino-cellulaire profond, plongeant, infectant, malin.

Les amas néoplasiques sont constitués de la même façon que dans la forme superficielle.

Toutefois par places, ils cessent d'être limités par une membrane basale et les cellules infiltrent le stroma qui peut être, soit constitué de cellules embryonnaires, soit œdématié, soit plus ou moins fibreux. Il peut enfin être plus ou moins riche en cellules plasmatiques ou lymphoïdes. Dans les tissus sous-jacents et dans les vaisseaux lymphatiques, on trouve des amas discontinus de tissus épithéliomateux, avec des globes épidermiques. Il en est de même dans les ganglions correspondants.

§ 2. — Epithélioma baso-cellulaire.

En dehors du cancroïde, il existe une forme d'épithélioma de la peau, qui s'en distingue très nettement par un ensemble de caractères cliniques et histologiques.

Quelques histologistes ont même cru qu'il s'agissait d'autre chose que de néoplasmes épithéliaux. Cette forme a été désignée sous des noms très divers, ce qui rend compte de ses caractères différentiels. On l'appelle encore : épithélioma plat (Thiersch), épithélioma superficiel (Paget), épithélioma bénin, plan cicatriciel (Besnier), épithélioma perlé, Adénome sudoripare (Verneuil), Polyadénome (Broca).

Parmi tous ces noms, il est difficile de faire un choix. Ceux qui sont tirés d'un caractère clinique, ont le défaut de n'être pas exacts dans tous les cas, car plan et superficiel et bénin au début, cet épithéliome peut ultérieurement devenir térébrant et terriblement mutilant. Tantôt il progresse sous forme de papules perlées ou en créant un tissu de cicatrice, sans presque aucune ulcération (épithélioma plan cicatriciel), tantôt l'ulcération chronique, domine la scène, au point que l'on pourrait méconnaître l'existence de la néoplasie dont elle dépend.

Histologiquement, il s'agit bien d'un épithélioma, mais il n'est caractérisé ni par son point de départ constant dans les glandes, ni par la forme toujours tubulée ou styloïde de ses amas. Ce qui est constant dans cette forme, c'est que les cellules épithéliales composantes sont relativement petites et vivement colorables ; elles n'ont presque pas de filaments d'union, et ne subissent pas l'évolution épidermique et la kératinisation Dans l'épithéliome baso-cellulaire, c'est de la prolifération des cellules basales de l'épiderme et de ses annexes, que naissent les cellules néoplasiques, et elles conservent le caractère basal des cellules dont elles proviennent.

Dans l'épithélioma à forme spino-cellulaire, les éléments cellulaires proviennent bien aussi en majeure partie de la couche basale, mais ils ont hérité de la tendance, à l'évolution épithéliale, qui en font des cellules filamenteuses, puis des cellules cornées.

Là est le caractère distinctif essentiel, entre ces deux genres de tumeurs. Voyons maintenant, les autres caractères histologiques des épithéliomas baso-cellulaires.

Les amas néoplasiques, affectent une disposition très variable, en travées diversement ramifiées, en tubes, en lobules foliolées, avec prolongements effilés ou en réseau, en amas compacts peu étendus, de formes lobulées.

Souvent on peut constater leur continuité, avec l'épiderme de revêtement, ou avec les folicules pilo-sébacés.

Ces points de continuité ne sont pas des points de fusion secondaires, mais bien des centres de formation, et il faut signaler qu'ils sont multiples. Les cellules sont plus petites que les cellules malpighiennes, assez vivement colorables, à noyau ovalaire, riche en chromatine. Ces cellules sont de forme ovalaire ou fusiforme.

Au centre des amas, on peut voir quelques petits foyers de dégénérescence muqueuse, ou colloïde, qui peuvent donner lieu à des petits kystes qui restent d'ordinaire microscopiques.

D'autres fois, les cellules subissent une kératinisation incomplète, une parakératose véritable.

Somme toutes, les cellules affectent l'apparence des cellules basales de l'épiderme.

Le stroma est variable, souvent fibreux, parfois embryonnaire ou muqueux, ou simplement infiltré de cellules jeunes.

Cette forme est commune chez tous les gens âgés et les vieillards, et est en connexion intime avec la kératose sénile. Son siège d'élection est sur les 2/3 supérieurs de la face où les 4/5 des épithéliomas sont tubulés. Elle se rencontre aussi, mais plus rarement, sur les lèvres, la langue, au pharynx, sur la poitrine, les organes génitaux, etc.

La combinaison des deux formes spino et baso-cellulaires est possible.

L'épithélioma baso-cellulaire ou tubulé, ne donne généralement pas lieu à une tumeur volumineuse.

Il peut y avoir quelquefois une élevure en macaron, à surface érosive. Mais la tendance évolutive le conduit à la production soit d'une cicatrice spontanée, soit d'une ulcération progressive. Très souvent, ces deux processus se combinent ; les variétés cliniques en sont nombreuses, et nous avons décrit précédemment l'épithélioma plan cicatriciel, l'ulcus rodens, la forme térébrante.

Enfin, une variété rare et atypique de l'épithélioma baso-cellulaire est constituée par le cylindrome de Billroth et

Malassez. Le stroma a subi une dégénérescence non pas seulement muqueuse, mais hyaline. Il se forme des cylindrès translucides et des bourgeons ovoïdes, qui envahissent et repoussent les amas épithéliaux. Les aspects histologiques quelquefois singuliers, expliquent les différents noms qu'on leur a donnés :

Siphonome, endothéliome, sarcome flexiforme, angiosarcome.

Les cylindromes sont des tumeurs siégeant surtout sur le cuir chevelu, sur le centre de la face ou dans la cavité buccale. Elles sont généralement multiples. L'ulcération est rare et l'évolution presque toujours bénigne.

On peut encore rattacher à l'épithélioma baso-cellulaire des formes un peu moins typiques : les épithéliomas adénoïdes, toujours multiples.

Ils ont une distribution géographique précise, une apparence éruptive. Ils ne s'ulcèrent jamais et sont presque toujours bénins.

Ils présentent deux variétés :

Les épithéliomas *hydro-adénoïdes* qui siègent soit sur les paupières, soit sur le plastron sternal.

Les épithéliomas *steatadenoïdes*, adénomes sébacés, multiples et symétriques qui sont des tumeurs bénignes, de coloration rouge-jaune, occupant les deux sillons nasogéniens et les régions avoisinantes.

§ 3. — Epithéliomas naevo-cellulaires.

Dans ces tumeurs, les cellules sont bien d'origine épithéliale, mais elles ont subi des modifications de structure assez grandes, pour que leur véritable nature puisse être méconnue. Ce groupe présente deux variétés :

1. Les *nævo-cellulaires bénins ou nævi verrues molles*, qui sont bien des épithéliomes, comme l'ont montré les travaux de Unna, de Delbanco, et de Hodara.

Ce sont des tumeurs, en général bénignes, fixes, apparaissant généralement dans la première moitié de la vie. Elles peuvent être pigmentées ou non, verruqueuses ou lisses, pileux ou glabres. Elles peuvent, de plus, subir une évolution maligne.

2. *Les nævi-cellulaires malins. — Nævo-carcinomes.*
L'évolution maligne se fait généralement soit chez l'adulte, soit chez le vieillard.

La tumeur grossit, puis devient sensible. Son pourtour rougit alors. Puis l'ulcération se fait plus ou moins rapidement, en même temps qu'il y a, au voisinage et à distance, une pullulation de petites tumeurs semblables. Les ganglions sont généralement pris et la généralisation au foie, aux poumons est fréquente.

Histologiquement, la **structure** de ces tumeurs malignes est spéciale. Les éléments en sont globuleux ou fusiformes, quelquefois pigmentés, disposés en amas compacts, en travées mal limitées. On peut avoir l'apparence d'une tumeur sarcomateuse, ce qui explique l'appellation ancienne de mélano-sarcome qu'il faut absolument rejeter.

§ 4. — Epithéliomas métastatiques.

Ce sont des tumeurs provenant de cancers du sein, opérés ou non, ou des cancers des autres organes et résultant d'une sorte d'embolie néoplasique, dans les voies vasculaires.

Histologiquement, ces tumeurs reproduisent les caractères histologiques du cancer primitif originel, et les masses néoplasiques sont sans connexion avec l'épiderme de revêtement.

Leur étude, tant clinique qu'anatomo-pathologique, relève bien plus de l'étude des cancers en général, que de celle des épithéliomas cutanés.

CHAPITRE IV

**DISCUSSION DE LA FORME SPINO ET BASO-CELLU-
LAIRE AU POINT DE VUE DE L'INDICATION DU
TRAITEMENT RADIOTHÉRAPIQUE.**

L'histologie pathologique nous montre donc, dans l'épithélioma cutané, deux grandes formes bien distinctes :
l'épithélioma spino et baso-cellulaire. Le traitement radiothérapique, d'une façon générale, sans qu'il soit question
ici de grattage préalable, doit-il être appliqué dans les
deux cas, à supposer que l'on sache à quelle forme histologique on a à faire ?

Au Congrès de Berlin de 1904, Darier s'exprime très
catégoriquement : « Bien que la radiothérapie puisse peut-
être également réussir, en présence d'une forme spino-
cellulaire et surtout s'il s'agit de la variété cancroïdale,
le traitement radiothérapique est à rejeter, et l'ablation
chirurgicale est le procédé de choix, quitte à recourir aux
rayons, si l'intervention chirurgicale est refusée catégoriquement par le malade ». Darier a une opinion formelle
sur ce point et, dans son *Précis de Dermatologie* de 1909,
écrit que la radiothérapie n'est pas applicable aux épithéliomas lobulés et semble plutôt nuisible en pareil cas. Il
n'a, dit-il, observé qu'un seul cas de guérison d'un épithélioma par les rayons, et il a vu maintes fois de terribles

aggravations. Pour lui, deux conditions principales influent sur l'efficacité de la radiothérapie, dans les cancers de la peau.

La première condition est relative à la nature des cellules du néoplasme. Il y aurait une différence de sensibilité considérable aux rayons entre les épithéliomes spino-cellulaires et les épithéliomes baso-cellulaires.

Pourtant il a vu des cas d'épithéliomes spino-cellulaires, en particulier un cancroïde de la lèvre et du gland, qui ont guéri par les rayons, mais il faut remarquer que ces cas sont peu nombreux et que ces tumeurs étaient de minimes dimensions.

La deuxième condition porte sur l'épaisseur des tissus néoplasiques ; quand ceux-ci sont épais de plus de 2 à 3 centimètres la lésion prend, lorsqu'on la traite par les rayons, une marche de plus en plus térébrante.

Dans les observations que nous publions plus loin, nous avons précisément un cas d'épithélioma du front, à forme spino-cellulaire chez une femme atteinte en de nombreux points, d'acnée sébacée concrète. La guérison est survenue assez rapidement, bien que ce fut une forme spino-cellulaire. Les lésions étaient évidemment peu profondes. Mais cette raison seule suffit-elle à expliquer notre succès, alors qu'on a signalé de nombreux échecs dans les formes spino-cellulaires ?

Darier fait remarquer que les échecs se voient surtout dans les cas de cancers de la langue et des lèvres appartenant précisément à la catégorie d'épithéliomes spino-cellulaires.

Il nous semble que ces insuccès pourraient s'expli-

quer par des considérations tirées du siège du néoplasme.
S'agit-il de néoplasme de la langue ou des lèvres, l'ulcération est fréquente ; dans un grand nombre de cas, l'épithélioma une fois ulcéré est facilement infecté par les
microorganismes saprophytes ou pathogènes de la cavité
buccale. La radiothérapie aura à lutter contre cet élément
d'infection, d'importance si capitale.

On connaît aussi la richesse en lymphatiques de la langue. On s'explique alors comment les ganglions dans
un néoplasme de la langue, sont pris d'une façon précoce
et quelquefois définitive, et il faut ajouter, combien par
suite de leur situation anatomique, il est même difficile
d'agir sur ces ganglions.

De plus, assez souvent dans le cas d'un épithélioma lin-
gual au début, l'hésitation dans le diagnostic étant parfois
assez grande, on perd un temps précieux pendant lequel
l'infection a le temps de se propager aux ganglions lymphatiques ; on pense à une leucoplasie, plus ou moins rebelle et accentuée, ou à une syphilis pour laquelle on ins-
titue le traitement d'épreuve si dangereux dans beaucoup
de cas où il donne un coup de fouet aux lésions en évolution. Le traitement radiothérapique pour toutes ces rai-
sons est institué souvent tardivement. Le siège du néoplasme rend l'application plus difficile ; il s'agit d'une
muqueuse qu'on traite avec plus de prudence que le revêtement cutané, et on donnera des doses trop faibles dont
l'effet sera de favoriser l'extension comme l'a fait remarquer Sabouraud. La radiothérapie n'aurait-elle pas simple-
msnt dans ces cas suivis d'insuccès, été appliquée d'une
façon défectueuse, à des doses trop minimes qui favori-
sent la vitalité des cellules néoplasiques ?

Du reste, la radiothérapie a, dans certains cas d'épithéliomas à forme spino-cellulaire, donné des succès incontestables. La radiothérapie nous semble donc défendable dans la forme spino-cellulaire au moins en principe. En outre le diagnostic histologique par une biopsie faite au préalable, n'est pas toujours possible. Dans ce cas faudrait-il se priver d'un moyen de traitement qui donne le plus souvent de si bons résultats ?

Aussi il ne nous semble pas qu'il faille pour le moment du moins, baser sur l'examen histologique seul, les indications ou les contre-indications de la radiothérapie.

Peut-être faut-il chercher la cause de ces échecs en dehors de la constitution même du néoplasme, dans ce fait que l'épithéliome spino-cellulaire évolue généralement avec plus de rapidité et ne reste limité au derme que pendant une période relativement courte.

Belot a donné l'observation d'un malade atteint d'épithélioma spino-cellulaire où la radiothérapie fut suivie d'insuccès. Il s'agissait d'un jeune homme atteint primitivement de xeroderma pigmentosum, avec transformation épithéliomateuse. Il avait été soumis à la Bourboule à des traitements variés par les caustiques sans résultat. Au début du traitement radiothérapique, la face était recouverte d'un nombre considérable de tumeurs de volume très différent. Le plus grand nombre étaient encore limitées à la peau, mais il en existait deux plus grosses, plus bourgeonnantes, qui avaient dépassé les limites du derme. L'examen histologique montra qu'il s'agissait d'une forme spino-cellulaire. Sous l'influence de la radiothérapie, toutes les tumeurs limitées au tégument s'effacèrent, regressèrent, et disparurent complètement.

Mais il n'en fut pas de même de la tumeur principale qui avait déjà franchi les limites profondes du derme.

On fut obligé de confier le malade à un chirurgien qui ne put faire qu'une opération partielle, et on continua l'œuvre du chirurgien par la radiothérapie post-opératoire aussi activement que possible, mais la mort survint tout de même.

Ce fait montre l'influence bien certaine de la radiothérapie sur les épithéliomas spino-cellulaires, tant que ceux-ci n'ont pas dépassé le derme, et l'échec de ce traitement lorsque les limites de celui-ci sont franchies. Il y a donc à côté de la forme histologique, à tenir compte de cet autre facteur, la limitation du néoplasme au derme cutané où son extension au-delà du derme cutané. Toutes les fois que la lésion aura dépassé les limites du derme, les chances de succès diminuent, elles diminuent de plus en plus, à mesure que la tumeur s'étend en profondeur et gagne en épaisseur, à moins que les éléments constitutifs viennent par leur exquise sensibilité aux radiations, contrebalancer ces conditions défavorables, à moins toutefois, qu'une technique nouvelle et encore à l'étude, permette d'augmenter à une profondeur beaucoup plus grande, l'absorption des rayons par les cellules néoplasiques tout en la diminuant pour le revêtement cutané.

La radiothérapie triomphe par contre, dit Darier dans la forme baso-cellulaire et en particulier dans les formes désignées cliniquement sous les noms d'épithélioma plan cicatriciel, d'ulcus rodens, d'épithéliome térébrant. Les guérisons avec résultat esthétique excellent sont innombrables. Cette dernière manière de voir nous paraît tout

à fait juste, et la radiothérapie nous semble bien la méthode
de choix pour la plupart des épithéliomes. Toutefois,
même lorsqu'il s'agit de la forme baso-cellulaire, on enregistre des échecs ou bien des récidives. Si on a usé d'une
bonne technique, ces échecs tiennent le plus souvent à ce
que l'on n'a pas tenu compte des indications que comporte
la radiothérapie, et que l'on a traité par les rayons, des cas
qui relèvent de la chirurgie ou d'autres méthodes encore.
Aussi nous tâcherons dans le chapitre suivant, de faire
ressortir à la fois les indications et les contre-indications
du traitement radiothérapique en matière d'épithélioma
cutané.

CHAPITRE V

INDICATIONS ET CONTRE-INDICATIONS
DE LA RADIOTHÉRAPIE ET EN PARTICULIER
DU TRAITEMENT MIXTE

§ 1. — Contre-indications de la radiothérapie.

Si la radiothérapie est une excellente méthode dans la
plupart des cas d'épithéliome cutané, convient-il de dire
pour cela que tous les épithéliomas relèvent du traitement
par les rayons X ? Autrement dit, en présence d'un malade
porteur d'un cancer de la peau, doit-on sans aucune considération l'adresser directement au radiothérapeute ? Evi-
demment non, et une telle manière de faire conduirait à
coup sûr à l'insuccès.

Chaque cas, au contraire, suivant la forme, l'étendue,
la profondeur, le siège, la présence ou l'absence d'adénopathie, comporte, relativement au traitement, des indications différentes qu'il importe de suivre le plus exactement que possible sous crainte d'aller à des échecs.

Il y a d'abord des cas qui, *à priori* ne sont pas justiciables de la radiothérapie et pour lesquels il faudra recourir à la chirurgie.

Tels sont, par exemple, les épithéliomas des lèvres, en
particulier ceux de la lèvre inférieure.

Cette localisation de l'épithélioma qui se complique fréquemment d'adénopathie, est le plus souvent rebelle à la radiothérapie.

Les irradiations, même en employant une technique parfaite, ne hâtent pas la cicatrisation, et l'évolution continue malgré elles. L'adénite reste bien stationnaire, ou si elle regresse lorsqu'on irradie la lésion ganglionnaire, la lésion principale au lieu de se modifier, continue à progresser.

Les épithéliomas des muqueuses, et particulièrement ceux de la lèvre inférieure, peuvent parfois cependant guérir par la radiothérapie. Mais il n'en existe pas moins des exemples indiscutables et nombreux, de ces cas où la radiothérapie est impuissante et il faut donc recourir à l'exérèse chirurgicale.

La méthode mixte, elle aussi, ne nous semble pas indiquée, car l'opération qui nécessite souvent une autoplastie, dépasse la compétence du dermatologiste ou du radiothérapeute. Mais n'oublions pas de dire que la radiothérapie, après cicatrisation complète, consécutive à l'opération, est formellement indiquée pour prévenir la récidive.

Les épithéliomas de l'angle interne de l'œil nous paraissent également relever le plus souvent de la chirurgie. Il est par suite du siège anatomique de la lésion, bien difficile d'agir efficacement par la radiothérapie. Il sera fréquemment nécessaire d'intervenir sur les voies lacrymales.

Certains épithéliomas du nez ayant une étendue considérable ou déjà anciens, et ayant par conséquent détruits les os ou les cartilages, sont plutôt du domaine de la chirurgie. L'exérèse suivie de l'autoplastie immédiate ou consécutive, sera le procédé de choix ; ultérieurement la radiothérapie sera employée.

Par contre, certains autres épithéliomas du nez qui ne nécessitent qu'une intervention minime, sont justiciables du traitement mixte.

Radiothérapie et traitement mixte, sont formellement contre-indiqués lorsqu'il s'agit d'épithéliomas ayant envahi les cavités muqueuses, ou les os et les cartilages sous-jacents, ou lorsqu'il s'agit d'épithéliomas à métastases ganglionnaires évidentes. Cependant, dans l'appréciation de ces cas, il faut se rappeler qu'on ne peut juger l'adénopathie qu'après quelques jours de surveillance.

On sait que les épithéliomas sont le plus souvent ulcérés et infectés.

L'adénopathie est le plus souvent d'origine inflammatoire et elle cède quelquefois complètement lorsque l'épithélioma est pansé pendant quelques jours d'une façon aseptique.

Le traitement mixte est contre-indiqué s'il s'agit de lésions trop étendues, d'épithéliome s'étendant à toute la région malaire par exemple, où le grattage sera forcément très insuffisant; ces cas sont justiciables de l'exérèse chirurgicale après anesthésie générale.

Mais l'extension du néoplasme (cancroïde rongeant) peut être telle que la chirurgie est impuissante. Dans ces cas inopérables, il ne peut être naturellement question de traitement mixte. Mais la radiothérapie peut encore beaucoup comme méthode palliative.

On fera des applications d'autant plus intenses, que la lésion est plus grande et a une extension plus rapide.

On arrivera à produire quelques améliorations. La douleur disparaît ou diminue presque toujours, soit quelques heures, soit quelques jours après l'application. L'odeur diminue considérablement. La lésion se limite et la cicatrisation s'effectue sur les points les moins atteints. Mais si on ne peut parler de guérison, il s'agit là d'une amélioration que ne peut donner aucune autre méthode.

§ 2. — Indications du traitement mixte.

La radiothérapie en somme a peu de contre-indications absolues. Celles-ci sont encore restreintes si on combine le grattage à la radiothérapie, car l'acte opératoire préliminaire comporte des avantages que ne possédait pas la radiothérapie employée seule.

Le traitement mixte a l'avantage de mettre à nu par le grattage une surface nette. Si le grattage par lui-même n'est pas complet, cette manière de faire n'aura pas d'inconvénients sérieux, car les bourgeons épithéliaux pénétrant peu profondément, les rayons X pourront agir sur eux facilement et énergiquement, surtout à l'heure actuelle où on emploie un rayonnement assez pénétrant et quelquefois des filtres qui ne laissent passer que les rayons les plus pénétrants du rayonnement total.

C'est surtout dans les formes à lésions végétantes, exubérantes, et envahissant en même temps une grande surface qu'il faudra employer la méthode mixte, car elle permet de ne demander aux rayons que ce qui est strictement indispensable.

Dans les formes croûteuses, dans les formes sèches ou cornées, il est préférable d'enlever les croûtes soit par une pulvérisation, soit par la curette, ce qui sera mieux, plus sûr et plus rapide. Il semble en effet que les tissus cornés soient peu perméables aux rayons X, et dans de nombreuses observations relativement anciennes, on a signalé que des épithéliomes recouverts d'une couche cornée résistaient, alors que d'autres, voisins des précédents, sans aucun revêtement, se désintégraient rapidement.

L'Epithéliome papillaire plus ou moins kératinisé, les cornes épithéliales seront donc grattées ou currettées, afin de pouvoir plus facilement irradier leur lieu d'implantation.

Enfin le traitement mixte se recommande non seulement dans les cas de séborrhée concrète préépithéliomateuse, mais surtout dans les épithéliomes perlés. L'Epithéliome perlé est tantôt simple, tantôt ulcéré au centre et bordé par une couronne de perles épithéliales.

La radiothérapie seule guérit bien l'ulcération centrale, les perles diminuent bien de volume après un nombre quelquefois considérable de séances mais leur disparition complète est parfois très longue à obtenir et la crainte de récidives par suite est possible.

L'épithéliome plan cicatriciel de Besnier est souvent assez rebelle à la radiothérapie employée seule. Le tissu fibreux résiste aux rayons et souvent sous lui on trouve des tissus néoplasiques qui continuent à évoluer en profondeur. Le grattage permet d'effondrer cette barrière fibreuse et d'atteindre les masses néoplasiques sous-jacentes à la fois par la curette et les rayons.

Le grattage est très utile encore dans les formes ulcérées au centre (ulcus rodens) et qui présentent un bourrelet périphérique plus ou moins saillant.

Si on emploie les rayons X sans grattage préalable, le centre ulcéré, plus sensible à l'irradiation guérira bien, mais le bourrelet où l'activité néoplasique est à son maximum demandera une dose beaucoup plus forte pour guérir, outre qu'il fait souvent rempart et gêne pour l'irradiation des parties anfractueuses de l'ulcération. Le grattage au contraire aplanit la lésion, supprime les anfractuosités et permet ainsi une répartition plus équitable de l'irradiation.

Un autre avantage de la méthode consiste dans le fait que tout d'abord on enlève la plus grosse partie des tissus néoplasiques d'une façon évidemment plus rapide que ne le feraient les rayons seuls ; qu'en second lieu on modifie profondément la vie du terrain, en déterminant un processus phagocytaire intense. Mais cette action ne sera pas perdue en grande partie, comme cela a lieu quand on emploie la radiothérapie seule ; le processus phagocytaire concentrera son effet sur les cellules néoplasiques peu nombreuses qui persistent après grattage. En outre, sur les bords de la lésion ainsi nettoyée par la curette, les cellules saines se trouvent forcément en meilleure posture pour se multiplier. Les rayons X viendront ensuite les stimuler et la cicatrisation se fera par conséquent beaucoup plus rapidement. On conçoit donc parfaitement le mécanisme de la réparation quelquefois prodigieuse de la plaie lorsqu'on emploie la méthode mixte.

Un autre argument en faveur du traitement mixte peut encore être invoqué, si l'on étudie les phénomènes histologiques que détermine l'action des rayons X sur les néoplasies épithéliales.

« Si on fait une biopsie sur une de ces tumeurs épithéliales traitées par les rayons, ayant absorbé une dose suffisante de rayons X, au bout de quelques jours on constate
que les grandes travées épithéliales sont en voie de disparition. Elles présentent un aspect trouble et diffus, se
colorent mal. Les limites cellulaires ne sont presque plus
visibles. Le protoplasme forme des masses granuleuses et
opaques. Les noyaux ne sont presque plus apparents ;
ceux qu'on trouve ont l'aspect de petites masses sombres,
homogènes. On trouve par places le squelette, en quelque
sorte, des globes cornés, s'il s'agit d'épithélioma lobulé
corné.

En résumé le mode d'action de la radiothérapie semble
être le suivant. Il se produit d'abord au niveau des cellules
épithéliales, de la tuméfaction trouble suivie plus ou moins
rapidement d'une fragmentation de la chromatine du
noyau et d'une nécrose du protoplasme. Puis la couche
basale se rompt. Les bourgeons épithéliaux se fragmen-
tent alors, se dissocient, s'émiettent, essaiment leurs cellules. La destruction de celles-ci s'achève ensuite par l'intermédiaire des polynucléaires qui vont faire disparaître
leurs débris. Mais dans certains cas, au moment où les
bourgeons épithéliomateux s'émiettent et mettent ceux-ci
en liberté, les cellules néoplasiques ne sont pas toutes
nécrosées et détruites. Il peut arriver dans certaines formes d'épithéliomas, molles et volumineuses, en voie
d'accroissement, que lors de l'émiettement des bourgeons
épithéliomateux qui se produit sous l'influence de la
radiothérapie, un certain nombre de cellules épithéliales
encore vivantes, non nécrosées, soient mises en liberté.

Ces cellules peuvent représenter un élément de contagion cancéreuse possible, si une fois mises en liberté, elles arrivent à un ganglion avant d'avoir été détruites par un leucocyte.

Ces considérations histologiques, doivent amener à la conclusion qu'il faut enlever soit au bistouri, soit à la curette, tout épithélioma trop volumineux avant de faire de la radiothérapie. Cette masse peut fondre évidemment, en très grosse partie sous l'influence seule de la radiothérapie. Les produits de cette fonte s'évacuent en très grande partie à l'extérieur sous forme de suintement, de lambeaux mortifiés. Mais une partie est certainement drainée par la circulation lymphatique profonde. Il y a donc intérêt à réduire cette absorption et à enlever mécaniquement tout ce qui peut être enlevé. En agissant ainsi, on raccourcit la durée du traitement, et on se met plus sûrement à l'abri d'une possibilité de récidive ».

Cette éventualité de cellules néoplasiques, non nécrosées, mises ainsi en liberté par les rayons et susceptibles d'aller infecter les ganglions correspondants à la région où siège l'épithélioma, nous paraît devoir être plutôt rare. La radiothérapie peut, malgré tout, échapper à ce reproche, et du reste, il suffit de poser comme règle absolue, qu'il faut irradier énergiquement les différents territoires ganglionnaires, alors même qu'on ne ferait que les soupçonner d'être atteints par l'infiltration néoplasique.

CHAPITRE VI

APPAREILLAGE

Nous serons assez brefs sur la question de l'appareillage, car dans ces dernières années, on a longuement décrit
dans les ouvrages d'électrothérapie ou de radiothérapie
ainsi que dans les thèses, les appareils permettant de faire
de la radiothérapie.

On a aussi longuement insisté sur les instruments de
mesure si précieux dus à Holzknecht, à Benoist, à Béclère,
à Sabouraud et Noiré, à Gaiffe, qui ont fait de la radiothérapie qui, jusqu'alors, était tout ce qu'il y a de plus empi-
rique, une méthode vraiment scientifique.

Ces divers instruments ont permis de mesurer, soit la
quantité de rayons absorbés par la peau, soit la qualité de
ces rayons, directement, grâce au radiochromomètre de
Benoist, indirectement par la recherche de l'étincelle équivalente mesurée avec le spintermètre.

Ces instruments de mesure sont absolument indispensables au radiothérapeute, pour doser les effets thérapeutiques qu'il désire produire, et il est permis d'espérer que
ces instruments de mesure se perfectionneront encore,
tout en devenant à la fois plus simples et plus précis.

Nous disposions à Saint-Louis d'une bobine de 30 centimètres d'étincelle, munie d'un condensateur à capacité variable, d'un interrupteur à mercure et à gaz, à vitesse réglable par l'intermédiaire d'un rhéostat.

Le courant fourni par l'usine de l'hôpital était « *du continu* » à 110 volts.

Comme ampoule, on se servait de l'ampoule Chabaud-Villard à osmo-régulateur, et d'une soupape de la même fabrication.

L'ampoule était contenue dans le porte-ampoule du Dr Belot qui protège d'une façon très efficace, malade et opérateur de l'action des rayons Roëntgen.

Sans entrer dans la discussion des doses à donner dans le cas d'épithéliome, disons que la dose absorbée à la première séance, variait entre 5 et 7, en général, mesurées avec la pastille de Sabouraud.

Le degré de pénétration des rayons était du n° 7 ou 8 du radiochromomètre de Benoist.

L'étincelle équivalente, mesurée au spintermètre était d'environ 14 centimètres, et le milliampèremètre marquait d'ordinaire 5 à 6 dizièmes de milliampères. On maintenait aisément l'aiguille sur ce chiffre, en chauffant légèrement l'osmo-régulateur lorsque l'ampoule avait tendance à durcir. On se servait des tubes localisateurs qui convenaient le mieux à la forme et aux dimensions de la région à traiter.

Lorsque la lésion était de forme très irrégulière, on la décalquait, et on reportait ce décalque sur une lame de plomb ou de tissu caoutchouté au plomb qu'on découpait ensuite, et qui servait à préserver les régions voisines de l'irradiation.

Grâce à l'emploi des tubes localisateurs qui sont indispensables en radiothérapie, on n'a plus besoin, avant chaque irradiation, de faire le calcul de la distance de l'anticathode à la peau en fonction de la grandeur de la surface à traiter.

En choisissant un tube capable de couvrir la surface malade, la distance de l'ampoule à la peau est fixée automatiquement par les tubes eux-mêmes. Leur longueur a été calculée en se basant sur deux lois de la physique optique applicables aux rayons X : loi du carré de la distance et loi du sinus. Grâce à ces tubes ainsi calculés, l'irradiation de la lésion en tous ses points est uniforme.

Il nous paraît intéressant de donner quelques renseignements sur une installation très récente de Gaiffe, qui nous semble répondre à peu près à tous les desiderata des radiologistes.

Elle permet, en effet, non seulement de faire de la radiothérapie, mais encore de la radiographie rapide. Enfin, elle peut être utilisée pour faire de la haute fréquence avec toutes les applications qui en découlent.

Le transformateur dont on se sert est celui de Rochefort-Gaiffe, dont la qualité essentielle est son isolement merveilleux dû à la valeur de l'isolant pâteux. Ce transformateur a l'avantage de pouvoir utiliser soit du courant continu à 110 ou 220 volts, soit du courant alternatif dont on emploie les deux ondes quand on marche en intensif.

Ces nouveaux transformateurs qu'il n'est pas utile de désigner par leur longueur d'étincelle, celle-ci ne donnant, en réalité, aucune idée de leur puissance, sont construits en deux grandeurs. Le grand transformateur peut, avec

6 centimètres de longueur d'étincelle équivalente, donner dans un tube de Crookes, une intensité pouvant atteindre 40 milliampères, alors qu'avec une bobine de 50 centimètres et une même longueur d'étincelle, on ne pouvait dépasser 8 milliampères. Quant à l'intensité maxima dans le primaire du grand transformateur, elle ne dépasse jamais 45 ampères, s'il s'agit d'un tube très dur, et 20 à 25 ampères dans le cas d'un tube mi-dur.

Le rendement de ces bobines est donc fort bon.

Enfin, comme nous l'avons déjà dit, cet appareil est disposé de telle façon qu'en radiographie intensive, on puisse utiliser les deux alternances du courant alternatif.

Mais en radiothérapie courante, il n'est pas indispensable d'atteindre de pareilles intensités et on se servira de sa bobine en marchant en régime normal.

Le nouveau meuble de Gaiffe a en outre l'avantage de condenser en un emplacement très restreint, un matériel très puissant.

A l'étage supérieur de la crédence se trouve le transformateur. De chaque côté, deux appliques supportent les soupapes de Villard, pour prévenir les courants de sens inverse qui pourraient arriver à l'ampoule. Ces soupapes présentent en avant leur osmo-régulateur qu'on peut ainsi facilement chauffer. Légèrement penché en avant se trouve le spintermètre dont une colonne porte le milliampèremètre, tournant autour d'un pivot, qui permet d'orienter son échelle du côté le plus favorable à la lecture.

Sous la bobine à portée de la main, est disposé le tableau comportant tous les appareils de réglage : rhéostat et ampèremètre pour la bobine, rhéostat pour faire varier la vitesse de l'interrupteur, et par suite, le nombre des interruptions, commutateur permettant l'emploi de l'interrupteur en normal ou en intensif.

A la partie inférieure, une tablette supporte l'interrupteur-turbine à jet de mercure et à diélectrique gaz. Sous la tablette sont fixés les condensateurs de la bobine.

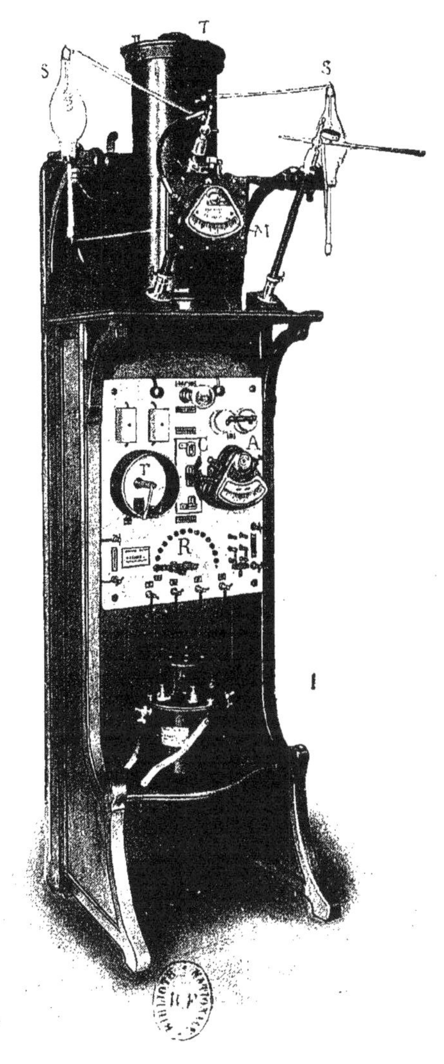

Nouveau Dispositif GAIFFE pour Radiologie

G. Steinheil, Éditeur

CHAPITRE VII

TECHNIQUE OPÉRATOIRE. — LE GRATTAGE

Nous allons exposer dans ce chapitre la technique opératoire employée dans le grattage. Elle est en général fort simple, et il n'est nullement besoin d'être un chirurgien accompli pour l'exécuter d'une façon tout à fait satisfaisante.

Mais nous voudrions tout d'abord insister sur quelques soins préliminaires, qui devront être mis en œuvre dans les quelques jours qui précéderont le grattage lui-même. M. Brocq a lui-même insisté sur ce fait, qu'avant d'entreprendre tout traitement actif, il importe de se rendre compte exactement de l'étendue et de la profondeur de la lésion. On observe fréquemment, en effet, et surtout aux membres inférieurs, tout autour de la néoplasie, une zone d'infiltration plus ou moins étendue. Il est de toute nécessité de savoir si cette zone est due à de la dermite chronique, à de la lymphangite, à un simple eczéma ou, au contraire, à l'extension néoplasique. Cette recherche, toute aussi importante que celle des adénopathies, est souvent négligée à tort.

La meilleure façon de faire disparaître tout élément surajouté à la néoplasie, c'est de faire pendant quelques jours des pansements propres. S'agit-il d'ulcération, on la recouvre, après nettoyage à l'eau oxygénée, d'une couche de poudre d'aristol, en ayant soin de protéger la peau voisine avec une couche épaisse de pâte de zinc. Le pansement sera fait avec des compresses humides bien exprimées, de l'ouate hydrophile et, enfin, recouvrant le tout du taffetas-chiffon maintenu par un tour de bande.

Si le néoplasme siégeait aux membres inférieurs, repos absolu. On renouvelle le pansement quotidiennement, et au bout de quelques jours on peut se rendre compte exactement de l'étendue de la lésion et commencer le véritable traitement.

Dans l'observation n° 1, on appliqua, pendant cinq ou six jours, des pansements aseptiques et le néoplasme qui, dans les premiers jours, paraissait infiltré profondément, a paru dans la suite bien limité et tout à fait justiciable du traitement radiothérapique.

La technique que nous allons exposer, a été celle que nous avons vu employer par M. Lenglet et M. Belot.

Le malade est couché sur une table d'opération, la tête assez basse, reposant sur un coussin.

L'asepsie des mains du médecin étant faite, il procède lui-même ou fait procéder par son aide, s'il en dispose d'un, à la désinfection de la région de la peau atteinte.

Suivant les cas, si la peau est intacte, on la savonne avec une compresse fine pour continuer ensuite par un lavage à l'alcool-éther, ou bien si la peau est très sensible, si l'épithélioma, par exemple, est ulcéré, on procédera à une désinfection plus sommaire, à un simple lavage à l'alcool pour éviter de faire souffrir le malade.

On limitera ensuite le champ opératoire en couvrant

les régions saines de compresses de gaze stérile et en
préservant soigneusement les yeux et la bouche ; on lais-
sera la région que l'on désire gratter à découvert, en
empiétant un peu sur les tissus sains.

On s'occupera ensuite de l'anesthésie. On emploie d'ordinaire une solution de chlorhydrate de cocaïne à 1/100,
on encore un mélange d'une solution de cocaïne à 1/100,
et de stovaïne au 1/20.

Suivant le procédé de Reclus, le liquide est injecté dans le
derme et non dans le tissu cellulaire, où il pourrait diffuser.

L'injection doit être traçante ; le piston de la seringue
est poussé, en même temps que l'aiguille s'enfonce dans les
tissus ; on évite ainsi la pénétration dans une veine.

Sous l'influence de l'injection, on voit apparaître une
ligne blanchâtre d'anémie ; sur la limite de cette ligne, on
injecte une nouvelle quantité, de manière à tracer sur la
peau la ligne même que doit suivre le bistouri ; l'anesthésie
forme le long de cette ligne une zone de 1 centimètre
environ de largeur.

En général, l'épithélioma étant peu étendu et superficiel,
l'injection traçante sera suffisante pour assurer l'anesthésie ; dans les cas d'une grande surface à curreter, on
complètera l'anesthésie par quelques piqûres conver-
gentes.

On attend trois ou quatre minutes avant de commencer
le grattage. De cette façon on arrive à réaliser l'anesthésie avec une dose très minime de cocaïne et avec le plus
de chances possibles pour effectuer le grattage sans causer la moindre douleur. De cette façon encore, on évitera

sùrement les accidents que pourraient causer des doses plus fortes de cocaïne.

L'anesthésie est en général vite obtenue, quelquefois au bout de deux à trois minutes. On peut interroger la sensibilité de la région sur laquelle on opérera, en donnant un petit coup de curette, quitte à attendre quelques instants encore si l'anesthésie n'est pas complète. Dans quelques cas où l'épithélioma est très superficiel, peu étendu, dans le cas par exemple de kératose sénile à peine épithéliomatisé, lorsqu'on se rend compte que le grattage ne sera pas profond, on peut se borner, surtout dans les formes ulcérées, saignantes, à tamponner fortement l'épithélioma avec une compresse imbibée de la solution de cocaïne à 1/10 où 1/20. L'absorption de la cocaïne se fait bien, grâce aux petits capillaires et aux lymphatiques ouverts, et l'anesthésie s'obtient d'une façon plus rapide et plus simple.

L'anesthésie obtenue, on commence le grattage. On peut se servir soit de la curette de Besnier ou de Vidal, soit ce qui nous semble préférable, dans les formes plus dures et plus fibreuses, d'une curette, petit modèle, de Volkmann, et permettant par exemple d'énucléer avec une grande facilité, en sculptant pour ainsi dire, les petites perles épithéliales, enchâssées quelquefois assez profondément dans le stroma dermique fibreux. Les tissus ulcérés sont généralement très friables, particulièrement dans la région frontale et la région malaire. Dans les formes d'épithéliomas non traités et ulcérés, on est en général frappé de la mollesse des tissus. Au contraire, dans les formes déjà traitées, dans les formes récidivantes, par exemple, il existe des zones fibreuses qu'il importe de respecter, et il faut par contre, enlever les prolongements néoplasiques qui existent dans les différentes directions.

On ne craindra pas de bien enlever tous les tissus morbides, et on n'hésitera pas à dépasser les limites de ceux-ci, pour être sûr de ne pas laisser de cellules cancéreuses, de petits noyaux ou bien encore des perles, qui, une fois la cicatrisation obtenue, nécessiteraient ultérieurement un nouveau grattage préventif, par suite d'une crainte de récidive.

La plaie saigne peu en général. Le tamponnement suffit pour arrêter l'hémorragie légère qui se produit. En tout cas, le lavage à l'eau oxygenée suivi du tamponnement, arrête d'une façon presque définitive l'hémorragie. On obtient finalement le résultat que l'on désirait avoir par le grattage ; après une dernière inspection de la plaie, on la recouvre d'une compresse stérile, et on nettoie en dernier lieu les régions voisines qui ont pu être un peu souillées.

S'agit-il de malades âgés, on les laisse se reposer quelques instants ; au besoin on leur donnera une boisson réconfortante, café ou thé au rhum.

On pourra dès lors procéder à la séance de radiothérapie.

Pour en finir avec la question des soins consécutifs au grattage, et avec celle des pansements, disons qu'à Saint-Louis, la séance de radiothérapie terminée, on recouvrait la plaie opératoire d'une compresse stérile, de la dimension voulue, disposée en simple, en double ou en triple, et qui était fixée à la peau saine par une légère couche de collodion.

De cette façon, les malades pouvaient quitter l'hôpital avec un pansement aussi petit et aussi peu gênant que possible.

La plaie, la séance de radiothérapie une fois terminée, ne saignait du reste plus, grâce à l'action hémostatique connue des rayons Roëntgen. Mais par contre quelquefois, déjà même immédiatement après la séance, il se produisait un suintement, une lymphorrhée abondante.

Les malades revenaient en général le lendemain et le surlendemain, et suivant les cas, on enlève ou on laisse le pansement un ou deux jours. Souvent on ne l'enlève qu'après trois ou quatre jours, et la plaie peut déjà être presque cicatrisée.

Dans d'autres cas, il y a une certaine réaction inflammatoire, le suintement abondant séro-muqueux persiste, surtout s'il s'agit d'épithélioma ulcéré, et par conséquent infecté. On lave alors soigneusement la plaie à l'eau bouillie ou à l'eau oxygénée pour appliquer ensuite le pansement au collodion.

La région limitrophe de la plaie peut-être quelquefois irritée, plus ou moins rouge, être le siège de démangeaisons, de prurit intense.

Dans ce cas, lors des pansements qui seront journaliers, on étendra une couche mince de pommade à l'oxyde de zinc, car il serait très fâcheux que le malade en se grattant infecte sa plaie, ce qui retarderait la cicatrisation et la guérison. Dans d'autres cas, la plaie au bout de 15 ou 20 jours a bon aspect, mais reste atone. L'épidermisation est longue à se produire. Un léger attouchement à la teinture d'iode sur les bords, peut être favorable.

CHAPITRE VIII

MÉTHODE D'APPLICATIONS DES RAYONS X.

En matière d'épithélioma cutané, quelles doses convient-
il de donner à la tumeur et quels rayons faut-il utiliser ?

Autrement dit quelle doit être la quantité et la qualité
du rayonnement à employer ?

La méthode de traitement repose sur les deux principes
suivants d'une importance capitale : 1º faire absorber en
une ou deux séances successives la dose la plus élevée,
compatible avec l'intégrité relative des téguments ; 2º attendre, pour passer à une seconde étape du traitement, le
temps nécessaire pour que les phénomènes inflammatoires
qui pourraient se produire, soient apparents, et s'ils sont
violents attendre leur régression. C'est une méthode à la
fois énergique et prudente. On donnera en effet une dose
vraiment active, et d'autre part si une réaction un peu marquée se produisait, il suffirait d'espacer les séances pour
se mettre à l'abri de complications vraiment sérieuses.

Ainsi, si on emploie la radiothérapie seule, en présence
d'un épithélioma ulcéré avec bourrelet, on peut d'emblée
faire absorber à la région malade en une ou deux séances,
la dose de 8 à 10 H. L'irradiation devra porter en même
temps, sur une bordure saine d'environ 5 millimètres de
largeur. Si la lésion est localisée à une région de la face

un peu sensible, le nez par exemple, il sera prudent de ne pas dépasser 7 ou 8 H. Quand au degré de pénétration, nous en parlerons plus loin. Le malade est renvoyé à 15 ou 20 jours. A son retour, suivant l'état des lésions, on continue ou on laisse évoluer les phénomènes. Ordinairement l'ulcération s'est déjà modifiée et l'inflammation est minime. Une nouvelle dose de 6 à 7 H peut être donnée. Nouveau repos de 15 à 20 jours. Après ce laps de temps, nouvelle séance suivant l'état des téguments avec dose ordinairement plus faible, la lésion étant en régression. Au cours des séances ultérieures on diminue progressivement la quantité, suivant le degré de régression et d'inflammation de la lésion.

En général, les productions épithéliales ulcérées supportent facilement la dose de 8 à 9 H et une réaction violente est toujours l'exception.

Le traitement mixte, permet de diminuer la dose totale des rayons X, et ceux-ci agiront d'une façon plus efficace, grâce au grattage préalable.

Immédiatement après le grattage, on donnera une dose de 6 ou 7 H. 15 jours après à moins d'une réaction inflammatoire marquée et manifestement liée à l'action des rayons X, et non à celle d'une légère infection, nouvelle séance de 5 ou 6 H. Déjà souvent, la lésion est presque comblée, en partie épidermisée. Trois semaines après, nouvelle séance de 3 à 5 H. Lors des dernières séances, ce sera généralement à la dose de 3 à 4 H, qu'on aura recours pour achever la guérison.

S'agit-il d'un épithélioma non ulcéré, ou d'un épithélioma présentant une croûte centrale, qu'un coup de curette superficiel suffit à détacher; il n'y aura pas lieu dans ce cas, de faire un grattage. La méthode changera forcément un peu, car comme l'a dit Leredde, il ne faut pas s'en tenir aux formules toutes faites ; en effet, on pourrait s'exposer ainsi à de graves mécomptes. Dans des cas de ce genre, on peut faire absorber 7 ou 8 H en une séance et attendre 15 ou 20 jours avant de recommencer les applications. La réaction consécutive peut être quelquefois un peu violente, dépasser l'érythème et atteindre même parfois l'exulcération. L'inflammation n'est pas nécessaire, mais bien difficile à éviter si l'on veut agir d'une façon active, car il existe des épithéliomas qui restent stationnaires, lorsqu'on ne dépasse pas 3 ou 4 H par semaine, et qui commencent à s'améliorer seulement, après avoir absorbé une dose massive de 7 ou 8 H.

Une fois la guérison complète obtenue, on doit faire continuer le traitement, car on sait que la destruction totale des éléments néoplasiques ne correspond pas toujours à la guérison apparente. Le traitement doit être poursuivi à des intervalles de plus en plus éloignés. On fera donc revenir le malade et il importe de continuer les irradiations à raison d'une tous les mois, ceci pendant 3 ou 4 mois au moins, pour prévenir toute récidive.

Enfin on n'oubliera pas s'il s'agit d'un épithélioma étendu et assez profond, et objectivement guéri, de faire porter les irradiations sur les territoires ganglionnaires, correspondant aux lymphatiques de la région atteinte, alors même que ces ganglions au cours du traitement auraient paru indemnes.

Une autre méthode qui peut aussi être combinée au grat-

tage préalable, consiste à faire tous les huit ou dix jours
une irradiation durant laquelle on fait absorber des doses
de 3 ou 4 H. C'est, dit Belot, un procédé qui donne le
plus souvent d'excellents résultats, mais il est insuffisant
dans certains cas. « Il présente de plus, l'inconvénient de
ne pas laisser aux phénomènes réactionnels le temps
d'évoluer complètement entre deux applications successives ». Dans cette méthode des doses fractionnées utili-
sant des applications faibles et repetées jusqu'à l'apparition
de signes de radiodermite légère, la dose employée est
tantôt invariable à chaque application, ou au contraire progressivement croissante ou décroissante. Cette méthode
qui se réclame d'une grande prudence est loin d'être sûre,
car il est évident qu'à l'apparition des premiers signes de
réaction, les dernières irradiations qui correspondent à la
période de latence sont nuisibles, puisqu'elles surajoutent
leur action inflammatoire. Des doses absorbées à peu de
temps d'intervalle, ajoutent leurs actions, mais l'accou-
tumance ne se montre pas, au contraire : la peau soumise
à l'influence des rayons X, acquière de ce fait une sensibilité spéciale ou plutôt présente moins de résistance à
cet agent que la peau saine.

Enfin, une troisième méthode d'application consiste à
donner des doses massives de rayons X, 20 ou 30 H. Cette
méthode a été tout dernièrement préconisée par André
Broca. Il n'a jamais vu, dit-il, de tissu épithéliomateux
donner une ulcération sous l'action de ces doses massives
Il suffirait de limiter avec soin la région malade, en ne
laissant apparaître aucune région de peau non infiltrée et
non congestionnée, pour ne voir apparaître aucune ulcé-

ration, même à la suite de doses de 20 H. Broca, à l'avenir, dans le cas de tumeurs épaisses, même non ulcérées, dépassera cette quantité.

« S'agit-il d'épithélioma cutané ulcéré, il n'y a pas à hésiter, il faut donner 30 H. d'emblée. On obtiendrait ainsi un soulagement presque immédiat des douleurs et une cicatrisation rapide ; le principe absolu est de sidérer la lésion par une action extrêmement violente, car les petites doses peuvent avoir pour effet d'exciter l'épithélioma au lieu de le détruire. »

On peut observer, lorsqu'on donne de pareilles doses, dans certains cas d'épithéliomas un peu étendus, une dizaine de jours après l'application, des symptômes généraux assez sérieux : lassitude, courbature et malaise. Cet état est dû probablement aux toxines qui se produisent dans les tissus mortifiés qui doivent être éliminés.

Enfin dans certaines régions, cette méthode n'est pas appliquable en raison de l'œdème important qui peut se produire le soir même de l'application.

Ce procédé n'offre-t-il pas quelques dangers assez sérieux et a-t-il vraiment l'intérêt qu'il paraît avoir? Le médecin a à sa disposition, des méthodes destructives plus propres, plus rapides, moins douloureuses, permettant de limiter la destruction avec une précision que n'a pas la radiothérapie. Celle-ci n'a vraiment pas besoin d'agir à la façon d'un caustique, en produisant une escharre, puisqu'elle possède une action propre, élective, sur les éléments cellulaires néoplasiques.

A côté du facteur quantité, il faut étudier un autre facteur non moins important, la qualité du rayonnement. Si on se rappelle cette loi générale: les rayons de Roëntgen n'agissent que là où ils sont absorbés, on saisira facilement l'importance de l'étude de la qualité du rayonnement.

Sans exposer ici longuement ce point de technique, rappelons que les ampoules de Crookes émettent des rayons plus ou moins pénétrants, suivant leur degré de vide. Le degré de pénétration des rayons émis par l'ampoule peut être facilement modifié en chauffant l'osmo-régulateur des ampoules Chabaud-Villard, ce qui mollit l'ampoule.

D'autre part, on arrive facilement à maintenir le même degré de vide dans l'ampoule en chauffant l'osmo, et par suite, le degré de pénétration peut rester le même pendant toute la durée de l'application.

La mesure du degré de pénétration des rayons est facilement obtenue à l'aide du radiochromomètre de Benoist disposé soit sur un écran fluorescent, soit sur une plaque photographique. On peut encore se servir de la bonnette radiochromométrique du Dr Belot, construit sur le même principe que le radiochromomètre de Benoist, mais qui permet une mesure à la fois plus facile et plus précise du degré de pénétration des rayons, sans nécessiter l'emploi d'une plaque photographique, ni les opérations qui se rattachent au développement de ce cliché.

L'expérience a montré, qu'une ampoule Chabaud fonctionnait dans de bonnes conditions, lorsqu'on ne lui fait pas produire des rayons dépassant le n° 7 ou 8 du radiochromomètre de Benoist. Au delà, lorsqu'elle émet, par exemple, des rayons 10, le tube oscille continuellement, et il est difficile, de plus, pendant la durée d'une séance, de maintenir le rayonnement à ce degré de pénétration.

Aussi faut-il, dans le traitement de l'épithéliome cutané, employer les rayons 7 ou 8 du radiochromomètre de Benoist. Les rayons n° 5 ou au-dessous sont trop peu pénétrants. Les rayons 7 ou 8 sont suffisamment pénétrants, pour agir sur les tissus épithéliomateux peu profonds. Cependant des examens histologiques, au cours ou à la fin de traitements radiothérapiques, ont montré que les cellules néoplasiques au delà de 1 centimètre 1/2 à 2 centimètres n'étaient que peu influencés par les rayons, certains mêmes pourraient échapper à l'action désintégrante et nécrosante de l'irradiation, aussi paraît-il nécessaire d'augmenter encore la pénétration des rayons. Pour cela, il faut recourir à des artifices spéciaux. C'est ce qu'on a fait en employant certains corps appelés communément filtres.

§ 1. — Utilisation des filtres.

Cet emploi des filtres, se justifie en effet tout à fait, car il permet, comme l'a dit Beclère, de diminuer la différence qui existe entre l'absorption au niveau des couches superficielles, et l'absorption au niveau des couches profondes, tout en conservant plus facilement l'intégrité des téguments.

Il nous paraît utile de résumer ici les [quelques travaux récents qui ont paru sur la question des filtres en radiothérapie.

Belot dans une communication à la Société de radiologie a écrit :

On a constaté sur les rates leucémiques, soumises au traitement radiothérapique, que les modifications macroscopiques vont en s'atténuant avec une extrême rapidité de la périphérie vers la profondeur.

On est frappé de la faible épaisseur relative de la zone nettement dégénérée.

Seuls les plans superficiels paraissent influencés.

L'examen des coupes histologiques en série d'un néoplasme cutané, montre également que la dégénérescence des éléments épithéliomateux s'arrête aux couches les plus superficielles de la tumeur ; les plus profondes ne sont que peu ou pas modifiés.

La loi suivant laquelle se fait l'absorption et la transmission des rayons X par la matière explique ces faits.

Ces constatations histologiques et la notion des lois de physique sur l'absorption et la transmission des rayons X par la matière, expliquent les insuccès fréquents de la radiothérapie appliquée au traitement des tumeurs profondes, et la diminution rapidement progressive des phénomènes réactionnels de la superficie vers la profondeur.

Aussi a-t-on cherché à améliorer le résultant en augmentant la pénétration globale du rayonnement initial, et aussi en interposant sur le trajet du faisceau, différents corps auxquels on a donné le nom générique de filtres.

Le rôle de ces filtres est d'éliminer la plus grande partie des rayons les moins pénétrants. On recueille ainsi, de l'autre côté, un rayonnement se composant de la partie la plus élévée entrant dans la composition du rayonnement initial, et aussi de la faible proportion des autres rayons qui a traversé le filtre.

On a utilisé comme filtres les corps des plus divers, pris sous des épaisseurs variables. *A priori*, on peut savoir approximativement la valeur filtrante d'un corps simple en connaissant son poids atomique. Les corps les plus radiochroïques sont les filtres les meilleurs.

Bordier dans plusieurs études sur la question, arrive aux mêmes conclusions que Belot. La filtration doit avoir pour but, non pas de diminuer la quantité de rayons agissant sur les tissus, mais bien de trier dans le faisceau complexe qui émane de l'ampoule, les rayons nuisibles pour la peau, d'arrêter, d'éliminer par conséquent, les rayons les moins pénétrants, et d'élever le degré radio-chromométrique du faisceau émergeant en diminuant aussi peu que possible l'intensité des rayons pénétrants.

Après avoir étudié différents corps proposés comme filtres, en se plaçant dans des conditions expérimentales voisines de le pratique, Belot déclare que l'aluminium paraît être le meilleur de tous les corps filtrants ou dénommés tels. Les recherches de Guilleminot ont montré son excellence. Belot a pu établir expérimentalement la courbe de transmission de l'aluminium, sous des épaisseurs connues et progressivement croissantes pour un faisceau incident marquant 7 au radiochromomètre de Benoist. Le filtre de 5 millimètres d'épaisseur, donne des rayons suffisamment épurés, et pourra être avantageusement utilisé dans la pratique courante, chaque fois qu'il s'agira de lésions profondes, néoplasme, estomac, cerveau. Il transmet de 12 à 15 0/0 d'un rayonnement incident n° 7. Il prolongera encore notablement la durée de la pose. Le filtre de 1^{mm} qui transmet 50 0/0 d'un rayonnement incident n° 7, paraît indiqué pour toutes les lésions sous-cutanées. Les filtres de 2/10e et 3/10e qui trans-

mettent de 85 à 80 pour 100 d'un rayonnement incident n° 7, conviendront pour toutes les lésions de l'épaisseur du derme, lorsqu'il y aura intérêt à éviter toute réaction superficielle. Belot les utilise, dit-il, pour le traitement
de l'hypertrichose. Enfin, les dermatoses localisées aux
couches les plus superficielles de la peau, bénéficient de
la suppression de tout filtre.

Nous reproduisons ci-dessous quelques chiffres d'une
courbe de transmission de l'aluminium, sous des épaisseurs connues et progressivement croissantes pour un
faisceau incident marquant 7 au radiochromomètre.

Aluminium. Epaisseurs en millimétres	Transmission p. 100	Degrés radio-chromomètriques.
0	100	7
0,2	85	
0,5	70	7,5 à 8
1	50	8 à 8,5
1,5	37	
2	29	
2,5	23	
3	18	
3,5	16	
4	14	
4,5	13	
5	12	10 à 11
10	7 à 8	

En se servant de l'équation suivante on calcule facilement quel sera le temps de pose nouveau, en employant
pour un faisceau n° 7 à 8 un filtre d'épaisseur connue.

Désignons par t le temps de pose normal pour obtenir 1 H (sans interposition de filtre), par y, le coefficient de transmission pour 100, pour une lame d'aluminium d'épaisseur connue, par T, le nouveau temps de pose nécessaire pour obtenir 1 H, après interposition d'un filtre d'épaisseur connue, nous aurons :

$$T = \frac{t \times 100}{y}$$

Si nous supposons qu'avec une installation donnée, 1 H soit obtenu en 2 minutes, avec un filtre de 1^{mm} transmetteur 50 % et des rayons n° 7 à 8, le nouveau temps de pose, pour obtenir sur la peau, la même dose de 1 H, sera de

$$T = \frac{2 \times 100}{50} = 4'$$

Dans ce cas particulier, le temps de pose est doublé.

On pourra, avec cette formule fort simple, se faire des tableaux indiquant les nouveaux temps de pose d'après l'épaisseur du filtre employé et le nombre d'unités H que l'on veut donner. Mais ces tableaux ne seront justes que pour une installation donnée, une seule ampoule et en se servant toujours des mêmes constantes.

Où doit-on placer le filtre ?

Quelques auteurs l'ont disposé au contact immédiat des téguments. M. Belot croit cette pratique mauvaise. M. Sagnac a montré que chaque élément de matière placé sur le trajet des rayons X, émet en tous sens des rayons dits secondaires, qui excitent à leur tour des rayons tertiaires et ainsi de suite.

Pour éviter l'action des rayons secondaires émis par l'aluminium ou le corps filtrant employé, il est préférable de placer le filtre au voisinage de l'ampoule. Les rayons secondaires les plus nocifs sont ainsi absorbés par l'air, puisque ceux-ci sont bien plus absorbables que les rayons X générateurs, et qu'il en est, parmi eux, qui sont absorbés en grande partie par une couche d'air de 1^{mm}.

Aussi, en pratique, Belot place le corps filtrant dans l'ouverture ménagée dans le localisateur, pour la sortie du faisceau utilisé.

Fleig et Michel Frenkel arrivent aux mêmes conclusions quant à la place du fitre, après avoir insisté dans leur travail, sur les dangers des rayons secondaires très peu pénétrants qui pourraient naître d'un filtre disposé au conlact de la peau.

Mais, d'après eux, le choix de l'aluminium pour arrêter les rayons de faible pénétration, n'est pas justifié. « Ce métal altère quelque soit son épaisseur, une très notable quantité des radiations qui le traversent en donnant naissance à une plus forte proportion de rayons secondaires que ne le font d'autres métaux. L'argent, par contre, absorbe bien les rayons peu pénétrants, mais laisse passer une quantité suffisante de rayons pénétrants, sans altérer leur nature. Grâce à son poids atomique élevé (108), il absorbe les rayons mous, déjà en épaisseur très réduite. C'est, pour Fleig, le métal de choix pour la filtration des rayons X, et il préconise en définitive, l'emploi de plaques d'argent de 1/10e de millimètre d'épaisseur. Fleig a cherché, en outre, à déterminer par le procédé photographique, le rapport des quantités de rayons tamisés et du faisceau total émis par le tube. Il en a conclu que la quantité de rayons qui traverse une lame d'argent, n'est pas inversement proportionnelle à l'épaisseur de cette lame. Ses essais l'ont amené à admettre que, pour un filtre d'argent de 1/10 de millimètre, il faut prolonger de moitié la durée de la séance pour obtenir, en rayons tamisés, la même quantité que celle qu'on fait absorber, dans le même temps, sans interposition de plaques métalliques.

Guilleminot ainsi que Belot et Bordier, rejettent absolument l'usage des filtres d'argent pour des considérations physiques, qu'ils exposent tout au long, dans leurs travaux sur les filtres, et se servent presque exclusivement de filtres d'aluminium.

Le fait que l'argent est un des métaux aradiochroïques, ainsi que l'a démontré Benoist, est suffisant pour rendre difficilement soutenable l'emploi du filtre d'argent.

Guilleminot résume ses travaux à l'heure actuelle, en disant que, dans le traitement des tumeurs profondes, on se propose de faire absorber au tissu morbide la dose maxima compatible avec l'intégrité des tissus interposés. Aussi, faut-il, selon lui, appliquer les règles suivantes :

1° Choisir un tube dur ;

2° Durcir encore les rayons par un filtre constitué par une substance radiochroïque, et non comme l'ont fait certains auteurs, par une substance ayant un minimum de radiochroïsme (argent), substance qui ne fait qu'affaiblir le rayonnement en pure perte ;

3° Suivre la technique des portes d'entrée différentes, c'est-à-dire varier les surfaces cutanées d'incidence ;

4° Eloigner le tube le plus possible pour que, de la peau au tissu morbide, il y ait le minimum de diminution de densité du flux, du fait de la loi du carré de la distance.

Grâce à l'emploi de ces filtres d'aluminium que l'on choisira d'épaisseur d'autant plus grande que l'on aura besoin d'utiliser des rayons plus pénétrants pour agir sur les tissus profonds, on arrivera à obtenir un rayonnement filtré qui donnera le maximum de dose efficace aux tissus visés, et le minimum aux tissus sains irradiés en même temps ; grâce à ces rayons ainsi filtrés, on provoquera des réactions cutanées beaucoup moins vives, et on agira néanmoins plus activement sur les tissus profonds.

Mais on n'oubliera pas qu'il n'existe pas de filtre qui puisse rendre la radiodermite impossible, et ce précepte guidera la ligne de conduite des radiothérapeutes tentés de vouloir agir trop énergiquement avec les Rayons X.

Nous voudrions encore ici dire quelques mots d'une méthode préconisée par Köhler, de Wiesbaden. Elle permettrait d'après lui, sans léser pour cela sérieusement le tégument cutané, d'administrer des doses de rayons 10 et 20 fois plus fortes qu'on ne fait habituellement. On comprend facilement l'importance de cette méthode, si elle est véritablement applicable, car on pourrait donner aux cancers situés profondément, des doses vraiment efficaces, et le champ de la radiothérapie s'étendrait par suite de plus en plus.

Voici le principe de la méthode de Köhler. Une ampoule de Crookes à très grand foyer, environ 4 ou 5 fois plus grand que le foyer des ampoules ordinaires donne une image parfaitement nette d'un filet métallique qui repose directement sur une plaque photographique ou sur un écran.

Si, par contre, on éloigne le filet de 4 à 5 centimètres de

la plaque et si on dispose l'ampoule à quelques centimètres au-dessus du filet, l'ombre de celui-ci disparaît et on
obtient une plaque partout également impressionnée sans
la moindre image du filet. Partant de cette expérience
facile à réaliser, Köhler indique ce qu'il convient de faire
pour les applications à la radiothérapie.

On dispose sur la peau recouvrant une tumeur maligne
située à une profondeur de quelques centimètres, un filet
métallique, et on place à quelques centimètres au-dessus,
une ampoule à grand foyer. De cette façon, l'absorption
des rayons X dans les plans profonds de la tumeur se
fera également partout. La peau, au contraire, ne sera
irradiée qu'à travers les mailles du filet, tandis que les
éléments cellulaires situés sous les fils métalliques seront
protégés de l'irradiation.

Si par ce procédé, on pouvait atteindre la quantité
énorme de 10 doses pleines (une dose pleine équivaut à
la dose qui détermine l'érythème) il n'en résulterait que
des brûlures ponctiformes de la peau, dans les intervalles
correspondant aux mailles du filet, c'est-à-dire des points
de nécrose dont la guérison s'effectuerait en peu de semaines, par suite même de la présence de territoires cellulaires sains qui entourent chacun de ces points nécrosés.
Au contraire, sans filet métallique, cette dose énorme dé-
terminerait une brûlure étendue de la peau qui ne guéri-
rait jamais ou seulement peut-être après plusieurs années.
Cette méthode nécessite la fabrication d'ampoules spéciales
à grand foyer. Mais leur construction serait beaucoup plus
facile que celle d'ampoules à petit foyer.

Il faut placer le filet métallique presque directement

sur la peau en déterminant sur lui une certaine pression. Mais il est cependant préférable d'interposer entre lui et le tégument un filtre très mince.

Le filtre d'aluminium aura pour but d'empêcher le tégument d'être frappé par les rayons secondaires qui naissent du filet métallique. Ces rayons secondaires sont d'autant plus mous et moins pénétrants, que le poids atomique du filtre absorbant est plus grand. Si dans le cas de la dose habituelle qui détermine seulement un léger degré d'érythème, l'action des rayons secondaires est sans importance, il n'en sera pas de même, si l'on applique des doses 10 ou 20 fois plus grandes, et les rayons secondaires pourraient déterminer des effets fâcheux sur les cellules situées sous les fils métalliques.

On ne prendra pas des filets à mailles circulaires, mais on choisira des filets dont les mailles seront de section triangulaire, quadrangulaire ou rectangulaire. Ces filets seront soit en plomb, soit en platine, soit même en simple fil de fer.

Le filet enfin ne doit pas être trop flexible pour pouvoir déterminer la compression de la peau, ce qui est un avantage, car Schwartz a montré récemment que la sensibilité de la peau aux rayons X est diminuée si on arrête les échanges des tissus par la compression.

Quant à l'épaisseur des fils, l'expérience seule arrivera à montrer quelle est celle qui est préférable ; Köhler fait fabriquer des fils de 1 millimètre de diamètre et tissés de telle sorte que les mailles ont 2 millimètres 1/2 de côté, mesure intérieure.

Au lieu d'employer des ampoules à grand foyer, on peut

employer des ampoules contenant plusieurs cathodes. On peut encore placer dans un grand porte-ampoule plusieurs tubes de Crookes, les uns derrière les autres. Si dans cette façon de procéder, le centrage de chacune des ampoules n'est pas rigoureux, cela n'offre en pratique aucun inconvénient.

Köhler dans son article, réfute enfin quelques critiques qu'on pourrait adresser à sa méthode. Tous ces points de nécrose, tous ces points ulcérés, dira-t-on, auront à lutter contre l'infection et pourront même confluer, par suite de la destruction des remparts des cellules saines. Il en résulterait une ulcération très étendue. Si cette éventualité est vraiment redoutable, le radiothérapeute n'aurait dans ce cas qu'à tenir la région ainsi irradiée aussi aseptiquement que possible.

Après la séance on devra nettoyer la partie irradiée et son voisinage, d'une façon méticuleuse et la protéger au besoin par un emplâtre. Enfin on n'oubliera pas, quand on donnera de pareilles doses, de préserver des radiations à la fois les régions voisines et le malade tout entier.

Cette méthode de traitement préconisée par Köhler, nous paraît intéressante. En France, on ne l'a pas encore mise à l'essai. Mais pour la juger d'une façon définitive, il faudrait, nous semble-t-il, l'expérimenter tout d'abord sur des animaux, faire au cours d'un pareil traitement de fréquentes biopsies. Ce serait assurément un travail intéressant et le jour où l'on arrivera à donner dans la profondeur des tissus, des doses un peu élevées de rayons X, la radiothérapie aura à coup sûr fait un progrès énorme.

CHAPITRE IX

ÉVOLUTION DES ÉPITHÉLIOMAS TRAITÉS PAR LA RADIOTHÉRAPIE

§ 1. Évolution des Phénomènes de réparation.

L'irradiation des épithéliomas cutanés est rapidement suivie de modifications dans l'aspect des lésions. Dans les premières heures qui suivent l'irradiation, une lymphorrhée assez abondante se produit en général. Quelques jours après le fond de la plaie commence à bourgeonner, à se combler. Friable et sanieuse, l'ulcération se déterge petit à petit et prend les caractères d'une plaie de bonne nature. Sur les bords apparaît un liseré épidermique qui gagne, petit à petit, le centre de la lésion. La cicatrisation est parfois extrêmement rapide, surtout dans les épithéliomas non infectés. Au bout de huit à dix jours, elle est quelquefois presque achevée. D'une façon générale, la lésion est très modifiée au bout de trois semaines, date à laquelle on fait la deuxième séance de rayons.

Dans les cas moins favorables, la cicatrisation se produit plus lentement, sur les bords seulement tandis que la lésion suppure au centre. Mais progressivement, la suppuration change de caractère et devient moins abondante. Il ne s'agit bientôt plus que d'un simple suintement séreux. Les hémorragies locales qui, dans certains cas, se produisaient au moindre contact avant le grattage et l'irradiation, disparaissent en général tout à fait.

La cicatrisation s'obtient en moyenne d'une façon complète et définitive en trois ou quatre semaines. La cicatrice au début se recouvre de croûtes brunâtres de sang et sérosité desséchés ; plus tard de croûtelles épidermiques grisâtres. Bientôt celles-ci ne se reproduisent plus. Le résultat est généralement fort bon. La cicatrice est peu ou n'est pas déprimée. Elle est souple, lisse, sans adhérence aux plans sous-jacents, de coloration rosée, quelquefois un peu blanche au centre. Elle est souvent fort peu visible. Aucune autre méthode thérapeutique n'est capable de donner d'aussi bons résultats esthétiques, que le traitement mixte.

Somme toute, la guérison s'obtient très rapidement. Le grattage, nullement douloureux, grâce à l'anesthésie préalable est fort bien accepté par les malades. C'est un traitement peu astreignant, car les séances de radiothérapie avec les doses habituellement employées, ne sont ni trop longues, ni trop fréquemment répétées.

Mais il importe une fois la cicatrisation obtenue, d'insister pour que le malade ne s'en tienne pas à ce résultat apparent. On devra en effet continuer le traitement quelque temps encore, et faire à faibles doses des séances préventives et de plus en plus espacées.

§ 2. — Accidents, complications immédiates ou tardives.

Les accidents ou complications pouvant survenir au cours du traitement des épithéliomas par les rayons X, sont exceptionnels, en tout cas peu importants. Si on a bien examiné son malade, si les indications particulières à chaque cas ont été judicieusement établies, on aura rarement des ennuis, tout d'abord, lors du grattage. Toutefois la lésion peut être plus profonde ou plus étendue qu'elle ne le paraît à première vue. Mais on aura eu soin d'avoir sous la main tous les instruments nécessaires pour parer à toute éventualité opératoire.

L'hémorragie exceptionnellement pourra être abondante, si on lèse une artériole de calibre moyen. Une pince à forcipressure l'arrêtera facilement. Nous ne voyons pas d'autres incidents possibles et du reste ceux-là même ont toujours pu être évités lors des grattages auxquels nous avons assisté.

Dans les jours qui suivront le grattage, un peu d'infection locale peut se déclarer malgré toutes les précautions d'asepsie de rigueur.

Cette complication s'explique, car il s'agit le plus souvent d'épithéliomas ulcérés et infectés. Les pansements soigneux, les lavages à l'eau oxygénée. viennent rapidement à bout de l'infection et jamais le streptocoque n'est venu déterminer l'érysipèle de la face.

Dans certaines régions à tissu conjonctif et élastique lâche, dans la région des paupières par exemple, l'irradiation peut causer momentanément de l'œdème qui cède en général rapidement.

Dans certains cas moins favorables, la cicatrisation tarde à se produire. Souvent cette éventualité survient lorsqu'on a administré soit des doses trop fortes, soit des doses trop répétées. Le travail de la phagocytose qui avait commencé après les premières irradiations, s'arrête.

Enfin, en employant des ampoules à rayonnement insuffisamment pénétrant, on détermine quelquefois une radiodermite des bords de la plaie qui retarde la guérison. Mais cette radiodermite n'est pas forcément dangereuse comme l'ont cru certains auteurs, qui la regardaient comme un facteur empêchant la guérison. Il faut même quelquefois déterminer une légère réaction cutanée pour enrayer l'évolution des lésions épithéliomateuses.

Mais de là à produire par l'absorption de doses trop fortes, de véritables radiodermites voulues ou non voulues, il y a de la marge.

Avec des doses de 6-7-8 ou 10 H, lorsqu'il s'agit d'épithéliomas ulcérés et pas trop étendus, les radiodermites graves sont absolument exceptionnelles. L'appréciation de la dose convenable est importante, puisque certains épithéliomas ont été aggravés par un traitement trop intense. « Un épithélioma ulcéré à bords saillants, est soumis aux irradiations. On débute par quelques doses fortes. L'ulcère se transforme, prend meilleur aspect. Le fond se nettoie, on espère la guérison, quand un beau jour, sans cause apparente, la plaie devient douloureuse; l'ulcération se creuse. Le fond prend une teinte verdâtre, noirâtre par places. Des adénopathies peuvent même survenir. La lésion s'est manifestement aggravée. On a transformé, en ulcère de Roëntgen une ulcération épithéliomateuse. Il n'y a plus d'épithélioma au centre de l'ulcération. C'est seulement à la périphérie, dans les bords indurés du cratère que forme l'ulcération, que l'examen histologique révèle l'existence de cellules morbides.

On continue le traitement et on augmente même les doses. On aggrave le mal de plus en plus, s'efforçant de le détruire. La réparation ne peut se faire. Les cellules jeunes ont été tuées, le fonds naguère bourgeonnant est devenu escharrotique ».

Enfin, on a encore accusé la radiothérapie de déterminer des accidents plus ou moins graves au cours du traitement. Il est vrai que les prétendus accidents observés étaient consécutifs à l'irradiation de néoplasmes profonds et graves. Ils sont donc exceptionnels dans les épithéliomas cutanés où les lésions sont généralement circonscrites. Néanmoins dans certains cas comme l'ont dit Allen, Taylor et Lassar, Oudin, la radiothérapie pourrait produire une aggravation des phénomènes morbides. En réalité, les accidents septiques dus à une résorption trop rapide des éléments cancéreux en dégénérescence, ne seraient possibles que si la lésion occupait une grande surface et avait envahi les plans profonds.

Ce n'est pas le cas des épithéliomas cutanés. Broca a cependant observé après des doses massives de 20 ou 30 H, quelques phénomènes généraux consécutifs à l'irradiation.

Mais avec la méthode des doses de 6 ou 7 H, Belot n'a jamais pu constater aucun phénomène d'intoxication, aucun accident d'ordre général.

On a encore accusé la radiothérapie de déterminer dans certains cas, la généralisation du cancer. Tous les radiologistes ont cherché impartialement la confirmation de cette assertion. Ce reproche fort sérieux n'est heureusement pas fondé.

Certes la radiothérapie, dans le traitement de l'épithélioma, enregistre soit des insuccès relatifs soit même des échecs. Mais quelle est la thérapeutique qui a toujours triomphé sur toute la ligne? La généralisation du cancer n'est-elle pas bien souvent l'évolution naturelle de la maladie? Tout d'abord, l'affection évolue pendant un temps plus ou moins long silencieusement, puis brusquement à cette phase torpide pendant laquelle la généralisation se prépare, succède une phase à la fois plus active et plus bruyante ; divers accidents peuvent éclater : la généralisation s'est effectuée.

A bien examiner les choses, la généralisation n'est pas imputable à la radiothérapie qui a souvent amené la guérison locale.

Mais la radiothérapie n'a pas pu empêcher la généralisation, car, bien souvent, elle est instituée trop tard, alors que des ganglions déjà profonds sont atteints.

Enfin, la radiothérapie peut-elle, comme on l'a prétendu, faire naître le cancer? On a signalé l'apparition de tumeurs épithéliales sur des cicatrices consécutives à des radiodermites.

Mais, il faut d'abord remarquer que les cicatrices consécutives aux radiodermites ne sont pas les seules qui peuvent être le point de départ d'affections malignes. Les observations ne manquent pas de cancers cutanés survenant sur des cicatrices banales, qui constituent, comme on le sait, un milieu de moindre résistance. L'épithéliome se produit parfois sur des cicatrices de lupus vulgaire, traité ou non par les rayons X.

La pathologie générale explique facilement comment peut s'effectuer la transformation épithéliomateuse sur ces lieux de moindre résistance que constituent d'une façon générale tous les tissus de cicatrice.

Nous avons vu plusieurs malades présenter des récidives bénignes d'épithéliomas en des points voisins de ceux qui avaient été irradiés, quelquefois même, ces récidives sont survenues sur la cicatrice même. Des gens peu avertis pourraient incriminer la radiothérapie. Il est pourtant bien plus simple d'admettre que des cellules ont résisté dans la profondeur à l'action des rayons, ou bien qu'elles ont échappé à la mort et qu'elles ont été seulement momentanément sidérées. Puis, lorsqu'elles ont acquis à nouveau une vitalité suffisante, elles se sont multipliées et ont été alors le point de départ d'une récidive locale.

S'il s'agit d'une nouvelle atteinte en un point voisin d'un épithélioma guéri, on peut supposer alors que le processus qui avait fait naître le premier épithélioma a continué à agir et a déterminé ultérieurement la production d'un épithélioma (Acnée sébacée, peau séborrhéique.)

En tout cas, la récidive des épithéliomas est toujours bénigne et cède facilement à un petit nombre de nouvelles irradiations.

Il nous paraît ressortir des cas que nous avons observés, que les récidives surviennent chez les personnes ayant eu un nombre très restreint de séances de rayons, dont les doses avaient pourtant suffi, pour amener la guérison apparente. Le traitement continué un peu plus longtemps après guérison, eut vraisemblablement empêché la récidive. Mais, dans les cas où la récidive se produit, l'évolution de l'épithéliome se fait aussi lentement que s'il n'avait pas été irradié.

Les récidives, du reste, après traitement radiothérapique sont beaucoup moins fréquentes que celles qu'on observe dans les cas traités par les autres méthodes. On peut même dire que les récidives graves deviendront exceptionnelles si le malade, habilement instruit, vient consulter le médecin au moindre doute. Celui-ci, si l'aspect est tant soit peu suspect fera une irradiation ou deux, et le mal sera presque toujours enrayé immédiatement, d'une façon définitive.

La plupart des cas, pour ne pas dire tous les cas d'épithéliomas que nous avons traités depuis huit à dix mois, ont guéri avec une grande facilité. Bon nombre de ceux traités il y a dix mois, ont été revus tout récemment, et la guérison s'est jusqu'alors maintenue. Il faut espérer que celle-ci est bien définitive. Nous avons également pu examiner des malades traités plus anciennement par M. Lenglet, de la même façon, qui se sont présentés sur convocation. Chez le plus grand nombre d'entre eux la guérison s'est maintenue depuis l'époque à laquelle ils ont été traités.

D'après la statistique de M. Lenglet, on obtient 87 % de guérisons définitives. Ce chiffre étant d'ailleurs inférieur de 6 à 8 % au chiffre qu'on peut considérer comme exact. Aussi peut-on justement écrire « qu'il n'y a pas de thérapeutique de l'épithélioma cutané, qui soit supérieure à la combinaison de l'action du grattage et de la radiothérapie ».

OBSERVATIONS

Obs. I. — *Epithélioma ulcéré du front à forme spino-cellulaire*.

Mme Cr., 58 ans, femme de la campagne, qui a toujours été bien portante jusqu'à présent.

Début : il y a environ deux ans, par de l'acnée concrète disseminée sur le visage. En août 1909, au niveau d'une petite plaque d'acnée concrète, la malade en se grattant détermine une petite ulcération qui s'indure et s'aggrandit petit à petit.

L'ulcération se couvre d'une croûte que la malade fait tomber en se grattant, mais qui se reproduit incessamment. Vient consulter à Saint-Louis au début d'octobre.

Examen : on constate sur la région frontale, un peu à droite de la ligne médiane, une ulcération de la grandeur d'une pièce de 5 francs environ, recouverte de croûtes noirâtres. Au toucher, on sent une infiltration, une induration assez marquée, mais la mobilisation sur les plans profonds et sur le plan osseux est néanmoins possible. Sur le visage, sur la région temporale notamment, sur les deux joues, on voit des surfaces jaunâtres, sèches, d'aspect granité, mal limitées, qui atteignent en certains point les dimensions d'une petite plaque de 0,01 carré environ. Pendant huit à dix jours on applique des pansements humides, sur l'ulcération frontale. L'induration au bout de ce temps a diminué ; l'ulcération est rose chair, les croûtes sont tombées.

Le 18 *octobre*. — Grattage de l'épithélioma frontal. On prélève d'abord un fragment pour l'examen histologique. Celui-ci fait par M. Pautrier a montré qu'il s'agissait d'une forme spino-cellulaire.

Anesthésie par simple tamponnement avec une compresse imbibée d'une solution de cocaïne à 1/10ᵉ.

La curette enlève sans la moindre difficulté des masses très ramollies. On enlève tout ce qui se laisse détacher facilement à la curette. Sur deux points de crasse sénile, saillants, véritables cornes cutanées mais de dimensions très restreintes, un simple coup de curette. Puis séance de radiothérapie.

6 H, rayons n° 7 ou 8 filtre 2/10ᵉ.

Pansement avec de la gaze et du collodion.

Le 22. — Le pansement est souillé d'un peu de pus. L'ulcération centrale est déjà moins profonde en voie de bourgeonnement. La plaie a bon aspect et a déjà une tendance à la cicatrisation. On détache une croûte qui se trouve à la périphérie vers le haut. Attouchements à l'eau oxygénée. Teinture d'iode sur les bords. Les deux points de la région temporale sont déjà complètement cicatrisés.

Le 3 *novembre*. — La cicatrisation est terminée. On note dans la partie centrale une croûte, de la dimension d'une pièce de 50 centimes, assez épaisse et dure, formée de sang et de sérosité desséchée. Autour de cette croûte, la peau est lisse, rosée, et ne présente pas de bourrelet.

Le 3. — 4 H, avec le filtre de 3/10ᵉ sur le point situé sur le front, 4 H également en deux séances sur les deux points de la joue droite.

Le 23. — Des croûtes brunâtres assez épaisses, au niveau du front, se laissent facilement détacher d'un coup de curette. La lésion a bon aspect.

4 H sur le point frontal avec le filtre de 5/10ᵉ.

4 H sur les deux points de la joue.

Le 2 *décembre*. — La cicatrisation est complètement achevée, il y a encore sur le front au niveau de la lésion, quelques croûtes épidermiques très minces, sortes de pellicules. La peau présente une teinte rosée. Il n'y a pas de bourrelet périphérique. La cicatrice se laisse parfaitement plisser. Elle est souple, peu visible, il n'y a pas d'adhérences aux places profondes.

Le 8 *janvier*. — On photographie la malade, et on fait une séance de 4 H sur le front et sur les deux points de la joue droite.

Au total 18 H.

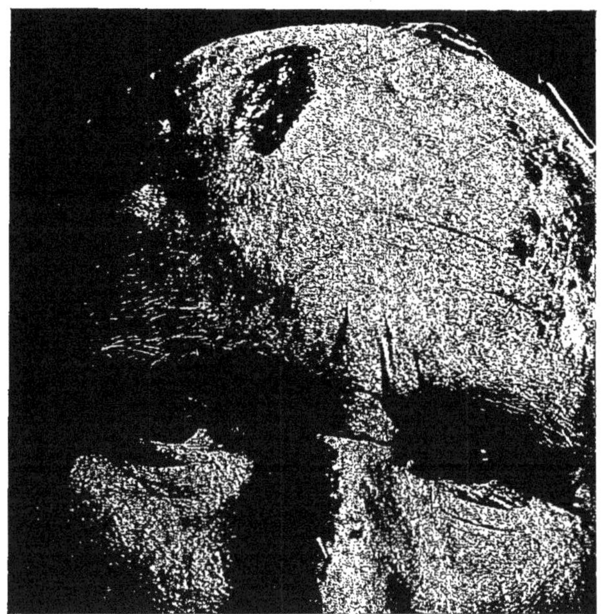

AVANT le Traitement

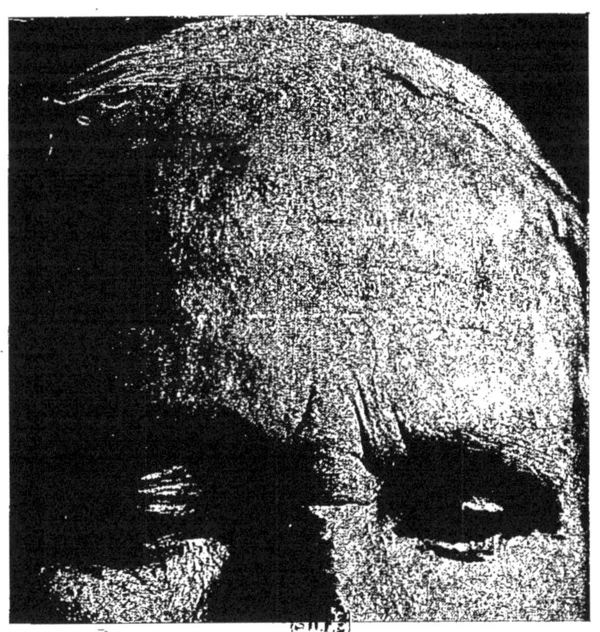

APRÈS le Traitement Radiothérapique

Observation I. — Dose totale absorbée : 18 H.

Obs. II. — *Epithélioma de la joue droite*.

M. H..., 57 ans, sculpteur. Début il y trois ans, par un petit bouton de la joue droite s'accompagnant d'un léger suintement.

Il y a deux ans, il a eu quelques pointes de feu sur son épithéliome et on lui a appliqué diverses pommades, qui n'ont amené aucune modification.

La lésion était recouverte de croûtes qui se détachaient facilement, mais qui se reproduisaient rapidement. Petit à petit l'ulcération s'est aggrandie.

Le 24 *juillet*. — A l'examen on voit sur la joue droite, une petite ulcération rouge de forme triangulaire ; à la palpation, induration légère ; grattage et première séance de radiothérapie : 5 H.

Le 8 *septembre*. — La cicatrisation est complètement terminée, deuxième séance sur toute la lésion 5 H.

Le 27 *octobre*. — Le malade vient sur convocation. On note une petite cicatrice rosée, de la grosseur d'une petite lentille à peine visible, très peu déprimée. Cicatrice très souple. La guérison est évidente.

La dose totale a été de 10 H.

Obs. III. — *Epithélioma de la région temporale*.

Mme Q.., 70 ans, ménagère. Début il y a quatre ans par un bouton de la région temporale gauche, qui saignait facilement. Puis ce bouton s'est recouvert de croûtes sous lesquelles s'est développée une ulcération.

A l'examen : épithélioma cutané de la région temporale, de la dimension d'une pièce de 2 fr. environ. Il n'y a pas de bourrelet induré à la périphérie, mais le fond de l'ulcération est légèrement bourgeonnant.

Le 28 *juillet*. — Grattage après anesthésie locale à la cocaïne à 1 °/°. Séance de 6 H.

Le 22 *octobre*. — La malade est guérie. Cicatrisation complète, la cicatrice est très belle. De la dimension d'une pièce de 5 fr., elle est légèrement déprimée. Près de l'oreille, au-dessous de la cicatrice, on voit et on sent un petit bourrelet vertical de 1/2 centimètre de long et de 4 à 5 millimètres de large légèrement saillant ; il s'agit là d'une perle épithéliale qui a été négligée lors du grattage. Mais la malade refuse une nouvelle intervention en raison de son âge. La cicatrice est souple, mobile sur les plans sous-jacents. La peau se plisse facilement.

La dose totale a été de 6 H.

Obs. IV. — *Epithélioma du lobule du nez*

M. B..., 58 ans, coloriste. Début, vers l'âge de 35 ans, par un bouton au-dessus de la pointe du nez. Ce bouton était recouvert de croûtes et saignait lorsqu'on les détachait. Première intervention qui consiste en incision et thermo-cautérisation. Pendant cinq ou six ans, la guérison s'est maintenue. En 1896, première récidive, M. Lejars, à Beaujon, fait une exérèse chirurgicale.

La guérison s'est maintenue ensuite jusqu'à il y a quatre ou cinq ans. En 1904, deuxième récidive. Le malade vient consulter à Saint-Louis en septembre 1909.

Il est porteur d'un volumineux épithélioma végétant du nez. La tumeur présente l'aspect d'un véritable petit chou-fleur. Elle saigne au moindre contact. En certains points, il existe des croûtes. Le malade est envoyé en chirurgie où on lui fait un grattage le 24 septembre. Le lendemain première séance de 7 H.

Le 15 *octobre*. — Deuxième séances de 3 H, avec un filtre de 2/10ᵉ.

Le 17. — Le nez présente une ulcération de forme rectangulaire d'environ 2 cent. 1/2 sur 1/2 cent. de large. La plaie a bon aspect, mais le nez est douloureux au moindre contact et saigne facilement.

Le 29. — La plaie ne saigne plus et a diminué de grandeur. Elle est tout à fait plane, couleur rose chair, de bonne apparence, limitée nettement par un bourrelet épidermique. La cicatrisation est en bonne voie.

Séance de rayons de 3 H avec le filtre 3/10ᵉ.

Le 9 *novembre*. — Cicatrisation terminée. Au centre de la cicatrice, qui n'est pas déprimée, on voit un petit bourrelet vertical saillant, de quelques millimètres de hauteur.

Le 20. — Cicatrisation définitivement achevée. Le petit bourrelet saillant noté à l'examen précédent n'existe plus. Il s'est détaché de lui-même il y a quelques jours. La cicatrice est blanc-rosé, peu visible, non déprimée, bordée par un petit bourrelet fibreux formant très légèrement saillie.

La cloison du nez est déviée de droite à gauche, résultat dû aux opérations pratiquées il y a dix ans. Les différents mouvements du nez sont faciles. La cicatrice se laisse plisser. Le résultat esthétique est bon. La guérison définitive paraît bien cette fois-ci être obtenue.

Le 20. — Séance de radiothérapie préventive, 4 H avec le filtre de 3/10ᵉ.

Le 11 *décembre*. — Le malade est revu. La guérison se maintient.

3 H avec le filtre 3/10ᵉ.

Au total 20 H.

Obs. V. — *Epithélioma de la région temporale.*

Mme G..., ménagère, 49 ans. Début, il y a quatre ou cinq ans, par un bouton ressemblant à une verrue, recouvert de croûtes et saignant un peu de temps à autre sous l'influence du grattage.

En juillet 1909, l'épithélioma a atteint les dimensions d'une pièce de 1 fr.

Pas de suintement. Pas de douleurs. Pas d'induration profonde.

Le 9 *juillet*. — Grattage, puis séance de rayons X, 7 H.

Le 31. — Deuxième séance de 5 H.

La cicatrisation est presque achevée. On refait cependant un pansement au collodium.

2 *novembre*. – La malade est convoquée. La cicatrice est lisse, un peu blanche au centre, rosée sur les bords. Elle est souple, se laisse plisser, non déprimée. Le résultat esthétique est très bon. La guérison est complète.

Au total, 12 H en deux séances.

Obs. IV. — *Epithélioma du sillon naso-génien.*

Mme G..., 23 ans, femme de chambre. Début, vers l'âge de 16 ans. La malade invoque un traumatisme. Elle a été d'abord traitée par des pointes de feu, puis par des emplâtres.

En mars 1908 vient consulter le Dr Brocq pour une petite ulcération grosse comme un petit pois.

Le 16 *mars*. — Grattage et radiothérapie 6 H.

Le 6 *mai*. — Séance de 5 H.

En décembre 1908, convoquée, la malade répond qu'elle se considère comme guérie.

Le 26 *octobre* 1909. — Vient à l'hôpital parce qu'il y a sur la cicatrice une croûtelle qui l'inquiète.

Coup de curette.

Séance de 3 H 1/2 avec le filtre de 3/10e.

19 *novembre*. — Séance de 3 H avec le filtre de 3/10e.

La guérison semble être définitive.

Au total, 19 H.

Obs. VII. — *Epithélioma du pavillon de l'oreille droite à forme d'ulcus rodens et points d'acnée sébacée concrète en voie d'épithéliomatisation sur le pavillon de l'oreille gauche.*

. Mme C..., 70 ans. Début il y a dix-huit mois, par une sorte de verrue croûteuse sur le tragus de l'oreille droite. Saignements à l'occasion de légers traumatismes.

Le 9 *novembre*. — Vient consulter à Saint-Louis.

Du côté droit, on note trois ou quatre petits points voisins les uns des autres au niveau du tragus.

Sur l'oreille gauche, au même niveau, quelques points d'acnée sébacée concrète et croûtes brunâtres.

Radiothérapie 6 H, sans filtre, après grattage superficiel du côté droit.

Le 13. — Grattage du côté gauche. Les lésions sont très superficielles.

6 H. sans filtre.

Le 20. — La cicatrisation du côté droit a commencé. L'ensemble s'est rétréci. On note des croûtes.

Du côté gauche. Bon aspect.

Le 29. — Cicatrisation complète du côté droit et du côté gauche. Pas d'induration, guérison apparente.

Au total, 6 H.

Obs. VIII. — *Epithélioma du nez à forme papillaire.*

Mme R..., opérée à la Charité il y a neuf ans, pour un petit kyste, vraisemblablement un épithélioma.

En janvier 1909, vient pour un petit épithélioma de la face latérale droite du nez.

Le 28 *janvier*. — Grattage, puis radiothérapie, 6 H.

Le 26 *février*. — 5 H.

Le 27 *mars*. — 4 H.

Le 17 *avril*. — 3 H.

Elle est guérie dans l'espace de trois mois. Cicatrice peu déprimée, très peu visible, souple, sans bourrelet.

Le 25 *novembre*. — Vient consulter pour un petit épithélioma du sillon naso-génien situé près de la cicatrice du grattage. On voit un petit point papillomateux. A la curette on enlève les croûtes adhérentes, peu épaisses, et on gratte dans la profondeur les tissus friables et mous. On obtient finalement une petite cavité arrondie très peu profonde.

Le 25. — 4 H avec le filtre de 3/10ᵉ sur toute la lésion.

3 H. en plus, sans filtre sur le point gratté.

Le 27. — Petite croûte brunâtre. Pas de rougeur.

Le 22 *décembre*. — 3 H sur l'ensemble de la lésion.

La guérison paraît définitive.

Obs. IX. — *Epithélioma papillaire du front.*

Mme D..., 33 ans, couturière. Début il y a deux ans envion par un petit tubercule recouvert de croûtes.

Le 19 *novembre*. — On voit une sorte de petite corne cutanée recouverte de croûtes.

Grattage superficiel par lequel on obtient une petite cavité à bords nets.

Une séance de 6 H sans filtre.

Le 27. — La lésion est presque cicatrisée, encore recouverte de croûtes brunâtres. Le fond est comblé par des bourgeons.

Le 7 *décembre*. — On détache une grosse croûte sous laquelle on voit la lésion presque comblée et presque entièrement cicatrisée. Au centre un petit bourgeon charnu trop exubérant est abrasé à la curette.

Le 14. — Lésion cicatrisée sauf au centre où on détache encore un petit bourgeon charnu.

Le 19. — Cicatrisation complète. Une croûtelle au centre.

Le 5 *janvier*. — Séance de 3 H avec le filtre de 0^m001.

Obs. X. — *Epithélioma de la face latérale gauche du nez, à forme papillaire.*

Mme B..., 47 ans. Début un an avant par un bouton fréquemment corné.

Aspect : petit bouton croûteux de la grosseur d'une petite lentille.

Le 2 *décembre*. — Grattage. Séance de 7 H.

Le 9. — Cicatrisation complète. Un peu de rougeur. La cicatrice est presque invisible. Elle est souple, non déprimée.

La malade peut être considérée comme guérie.

Une ou deux séances espacées seront cependant utiles pour préve nir toute récidive.

Obs. XI. — *Epithélioma à forme cornée de la région frontale.*

Mme V..., 61 ans. Début il y a dix-huit mois, par une petite corne. Depuis six semaines, un peu de suintement et quelques légers saignements.

Femme très séborrhéique et ayant quelques points d'acnée sébacée concrète.

Examen : on voit sur le front, à 2 cent. de la naissance des cheveux

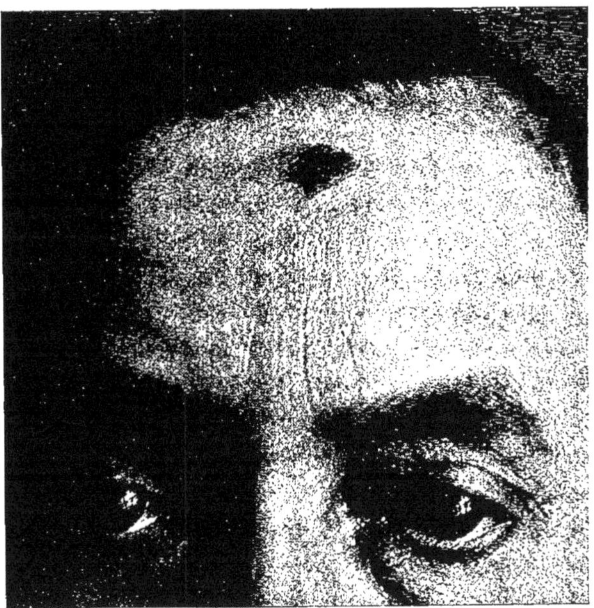

AVANT le Traitement

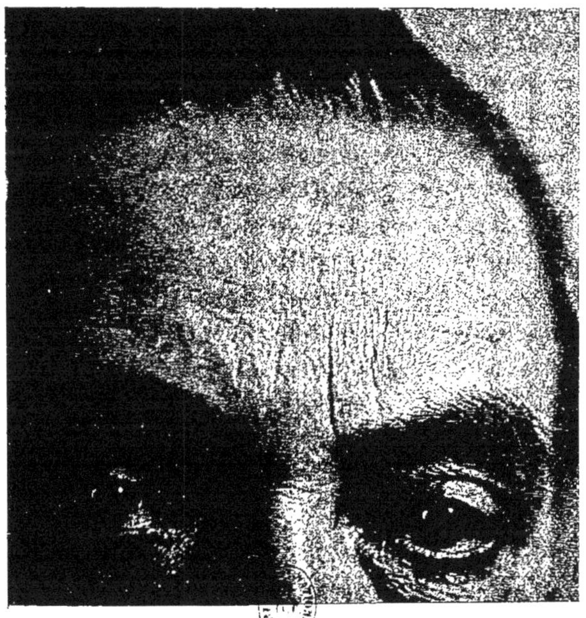

APRÈS le Traitement Radiothérapique

Observation XI. — Dose totale absorbée : 16 H.

G. STEINHEIL, ÉDITEUR

une corne cutanée assez saillante, dure, croûteuse, sans bourrelet. Pas de ganglions.

Le 2 *décembre*. — Grattage, anesthésie à la cocaïne au 1 %. Les tissus néoplasiques sont mous, papillomateux. La lésion est assez profonde. Séance de 7 H sans filtre.

L'examen histologique montre qu'il s'agit de lésion d'acnée sébacée concrète, avec tendance à l'épithéliomatisation.

Le 9. — La lésion est en partie comblée, sauf au centre.

Pas de croûtes. Suintement assez abondant.

Pas de rougeur. Bon aspect.

Le 14. — Sous une croûte superficielle qu'on fait tomber, on voit la lésion presque cicatrisée.

Le 21. — Cicatrisation complète. Cicatrice un peu déprimée au centre, souple, se mobilisant sur les plans sous-jacents. Séance de 5 H avec le filtre de 3/10e.

Le 12 *janvier*. — Quelques spasmes très minces adhèrent à la lésion. Séance de 4 H avec filtre de 3/10e.

Guérison apparente. Au total 16 H.

Obs. XII — *Epithélioma de l'aile droite du nez.*

M. M..., 57 ans, employé. Début il y a quatre ans par un bouton. Il y a deux ans, a été soigné successivement par des scarifications et des rayons X. Guérison apparente.

Récidive en mai 1909.

Le 17 *mai*. — Grattage, puis séance de 6 H.

Le 19 *juin*. — 3 H.

Le 10 *juillet*. — 5 H.

Le 3 *août*. — 5 H.

Le 25 *octobre*. — On voit une cicatrice peu visible au niveau du sillon naso-génien au-dessus de l'aile du nez. Cicatrice légèrement déprimée. Un peu de télangiectasie. Au centre, une petite croûte. Séance de 3 H 1/2 avec le filtre de 3/10e. Mais la guérison paraît définitive.

Au total 22 H.

Obs. XIII. — *Epithélioma plan cicatriciel et perlé de la joue droite développé sur une cicatrice de lupus.*

Mme S..., 45 ans. Début il y vingt-cinq ans par une plaie accidentelle. Trois ans après le début, traitement par des pointes de feu faites tous les jours, mais sans résultats favorables.

Il y a trois ans, la lésion a l'étendue d'une pièce de 1 franc.

Traitée à Amsterdam par six séances de radium. Le diagnostic est alors : lupus.

Le 2 *novembre*. — On voit une cicatrice blanchâtre de la grandeur d'une pièce de 5 francs. Sur la cicatrice, petites nodosités de couleur jaunâtre, un peu translucides faisant saillie sous la peau. Ces perles sout surtout nombreuses à la périphérie de la lésion, mais on peut en voir quelques-unes également au centre. La lésion est bordée par un bourrelet qui contient un assez grand nombre de perles. Au toucher, cicatrice ferme. On sent les saillies appréciables des perles épithéliales qui sont comme enchâssées dans le derme. On discute le diagnostic d'épithéliome et de lupus. On fait trois pointes de feu sur les points qui ont quelques ressemblances avec des points lupiques. La pointe du galvano-cautère ne pénètre pas, alors que dans le cas de tubercules lupiques elle pénètre toujours avec une extrême facilité.

Grattage. La curette attaque assez difficilement cette cicatrice qui est ferme, d'une dureté presque ligneuse. La curette crie sur ce tissu fibreux. Il faut sculpter avec la curette après avoir gratté la couche la plus superficielle pour arriver à énucléer les perles épithéliales. La plaie ne saigne que très peu. Il est malheureusement impossible d'arriver à recueillir un fragment qui permette l'examen histologique.

6 H avec le filtre de 1/10e.

Le 15. — La cicatrisation commence sur les bords. Le suintement qui a été d'abord très abondant commence à diminuer. Il y a des bourgeons charnus en activité.

Le 20. — Cicatrisation en bonne voie ; à la périphérie, croûtes peu épaisses en train de se détacher. La cicatrice est bien plane. En un ou deux points, il y a encore un peu de suintement jaunâtre.

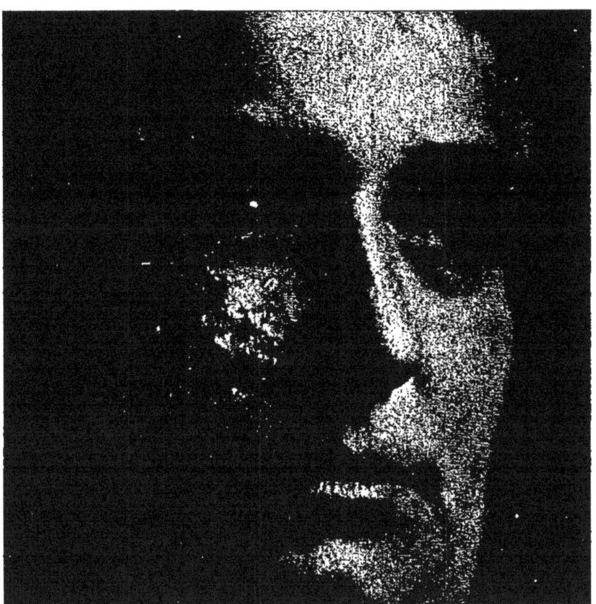

AVANT le Traitement

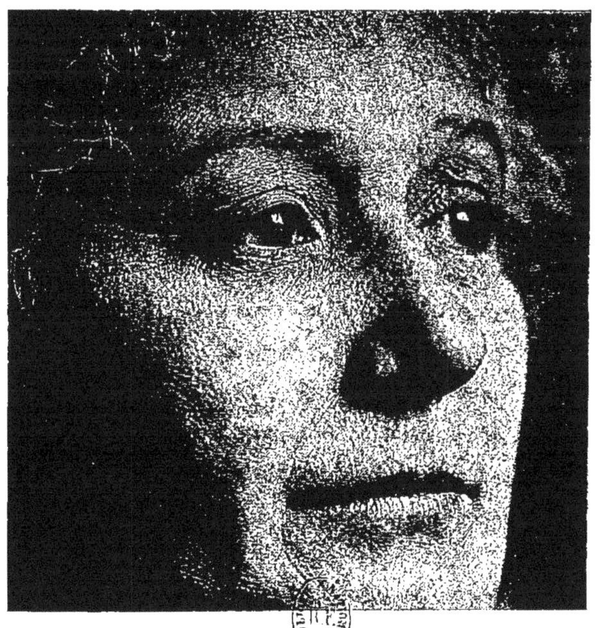

APRÈS le Traitement Radiothérapique

Observation XIII. — Dose totale absorbée : 13 H.

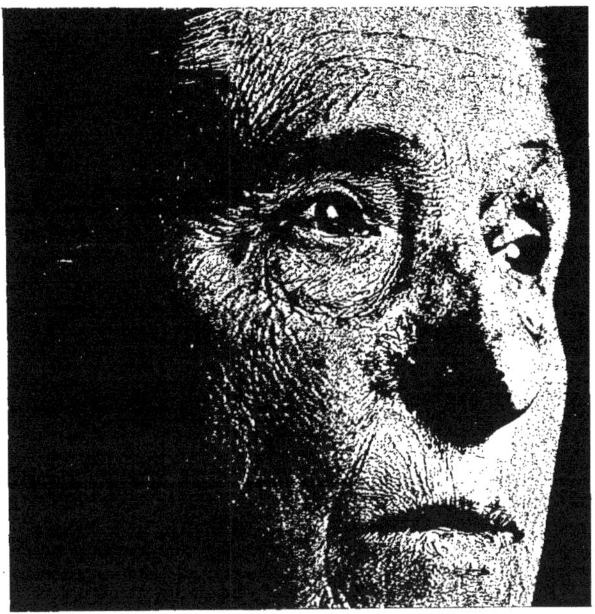

AVANT le Traitement

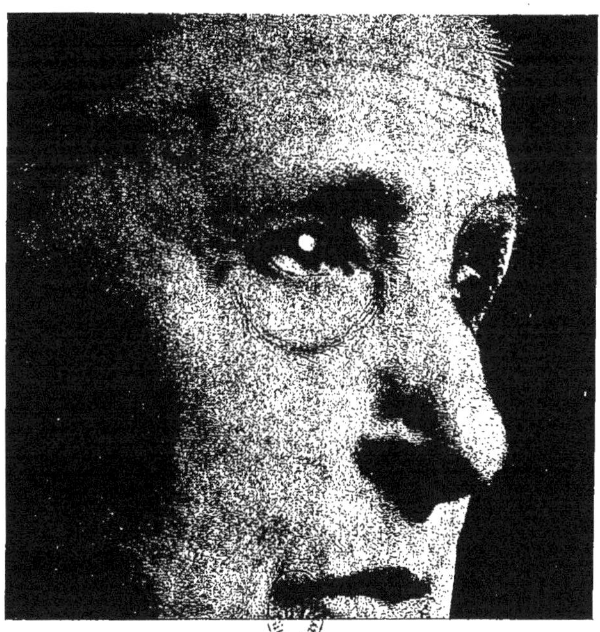

APRÈS le Traitement Radiothérapique

Observation XIV. — Dose totale absorbée : 18 H.

G. STEINHEIL, ÉDITEUR

Le 25. — Cicatrisation achevée. Il existe encore quelques croûtes peu épaisses, peu adhérentes.

3 H 1/2 avec le filtre de 5/10ᵉ.

Le 15 *décembre*. — Séance de 4 H avec le filtre de 3/10ᵉ.

Au total 13 H en trois séances.

Obs. XIV. — *Epithélioma ulcéré et croûteux de l'aile droite du nez.*

M. L..., 72 ans. — Début il y a 10 ans, par une sorte de petite verrue au niveau du sillon naso-génien. Il y a quatre ans, la tumeur a grossi et saignait de temps à autre. Vient consulter à Saint-Louis en octobre.

Examen : au niveau du sillon naso-génien, s'étendant sur la joue, on voit une petite ulcération de couleur noirâtre, de la dimension d'une pièce de 1 franc. Légère induration.

Le 15 *octobre*. — Grattage, puis séance de 5 H avec filtre de 2/10ᵉ.

Le 23. — L'ulcération est en voie de bourgeonnement. Bon aspect.

Le 9 *novembre*. — Cicatrisation achevée depuis environ 8 jours. Cicatrice assez souple. Il persiste à la périphérie un bourrelet concentrique peu dur.

6 H avec filtre de 3/10ᵉ sur la lésion en protégeant le centre.

Le 15. — Les bords sont très affaissés ; ils ont tendance à se détacher, donnent l'impression de tissus morts. On les détache à la curette. Le centre est totalement cicatrisé et de bonne allure. On attend.

Le 29. — Les bords ont disparu. Il ne reste plus que quelques squames. L'ensemble est parfaitement cicatrisé. L'induration a disparu. Séance de 3 H sur le centre qu'on protège ensuite. 3 H en plus sur les bords.

Le 6 *Décembre*. — Bon état. Guérison apparente, un peu de rougeur.

21. — Séance de 3 H 1/2 avec filtre de 3/10ᵉ.

Cicatrice presque invisible. Souplesse remarquable. Très bon résultat esthétique.

Au total : 18 H.

Obs. XV (Observation prise à la maison départementale de Nanterre dans le service du Dr Reymond. — *Epithélioma végétant du lobule du nez.*

M. S..., 65 ans. — Début en juin 1909. Traitement par des pansements à l'huile phéniquée camphrée.

Le 25 *novembre,* — Examen : ulcération irrégulière peu profonde du lobule du nez. A la périphérie, bourrelet un peu induré. Au centre de la lésion quelques bourgeons tomenteux. Grattage, puis séance de 5 H.

Le 3 *décembre.* — Croûtes brunâtres. L'ulcération est déjà moins profonde. Pas de réaction. Séance de 4 H.

Le 11. — La lésion est beaucoup moins profonde, moins étendue. Il n'y a plus de suppuration.

Séance de 4 H.

Le 23. — La lésion s'est beaucoup retrécie. Elle est cicatrisée au centre. Séance de 3 H sur l'ensemble et 2 H en plus sur les bords en protégeant le centre.

Le 28. — Le malade albuminurique, est mort subitement dans la nuit, succombant à une attaque d'urémie qui le menaçait depuis longtemps. Nous allons le voir à l'amphithéâtre. Lésion complétement cicatrisée, quelques croûtes encore à la périphérie. L'ensemble à bon aspect. Une ou deux séances à faibles doses auraient achevé la guérison.

Au total : 16 H.

Obs. XVI (Prise à Nanterre). — *Epithelioma du sillon naso-génien droit, à forme d'ulcus rodens.*

M. C..., 72 ans. — Début il y a 3 ans.

Actuellement ulcération de forme irrégulière, ovalaire, assez profonde, de la dimension d'une pièce de 0 fr. 50 ; quelques élancements Ulcération à fond jaunâtre, suintant et saignant un peu. Bourrelet périphérique assez saillant. Pas de ganglions.

Le 26 *novembre.* — Grattage, puis séance de 5 H.

Le 3 *décembre*. — La lésion est moins profonde, il y a des croûtes de sang desséché. Séance de 4 H.

Le 11. — La lésion a beaucoup diminué d'étendue. Le fond commence à se combler. Les bords sont moins saillants, un peu de suppuration. Séance de 5 H.

Le 23. — La lésion est en partie comblée, mais il persiste un bourrelet à la périphérie.

4 H sur l'ensemble. 2 H en plus sur les bords en protégeant le centre.

Le 3 *janvier*. — Le bourrelet est en régression. Le fond commence à s'épidermiser.

Séance de 4 H.

Le malade est en bonne voie. La guérison est l'affaire de deux ou trois séances encore.

Obs. XVII (prise à Nanterre). — *Épithélioma papillaire de la région malaire.*

M. G..., 73 ans. Début il y a deux mois par un bouton qui a grossi relativement vite, puis production d'une ulcération centrale.

Le 25 *novembre*. Tumeur saillante de forme circulaire, assez molle au toucher, formant une sorte de disque limité par un bord relevé en bourrelet qui circonscrit une région centrale cratériforme et végétante. Un peu de pus jaunâtre sort à la pression.

Grattage puis séance de 5 H.

L'examen histologique montre qu'il s'agit d'un épithélioma à forme spino-cellulaire.

Le 3 *décembre*, on voit une croûte saillante, qu'on détache facilement. Dessous, l'épidermisation est presque terminée. Il n'y a pas de bourrelet. L'aspect est très bon.

Séance de 5 H.

Le 11. — Cicatrisation complète; quelques squames superficielles peu épaisses.

Séance de 4 H.

Le 23. — Séance de 4 H.

Le 3 *janvier*. — Séance de 4 H, on fait photographier le malade. Cicatrice peu visible, souple, de coloration normale. La guérison paraît définitive.

Au total 22 H.

Obs. XVIII (service du Dr Brocq). — *Épithélioma perlé de l'aile du nez.*

M. H..., 50 ans. Début il y a quatre ans, par un bouton qui suintait. Petit à petit, la lésion s'est agrandie, s'étendant surtout par la péiiphérie, sans gagner la profondeur.

Le 25 *novembre*. — Biopsie qui montre qu'il s'agit d'un épithélioma à forme baso-cellulaire.

Le 27. — Examen : cicatrice déprimée à bords saillants indurés de forme irrégulière. On sent à la périphérie, des perles épithéliales.

Grattage, puis séance de 7 H.

Le 7 *décembre*. — La lésion est presque entièrement comblée et a bon aspect. Pas de suintement. Pas de croûtes. Cicatrisation en bonne voie.

Le 18. — Lésion complètement cicatrisée. Quelques squames superficielles. Pas d'induration.

Séance de 4 H.

Le 3 *janvier*. — Revu. La guérison se maintient. La cicatrice est peu visible, un peu blanchâtre au centre.

Séance de 4 H.

Au total 15 H.

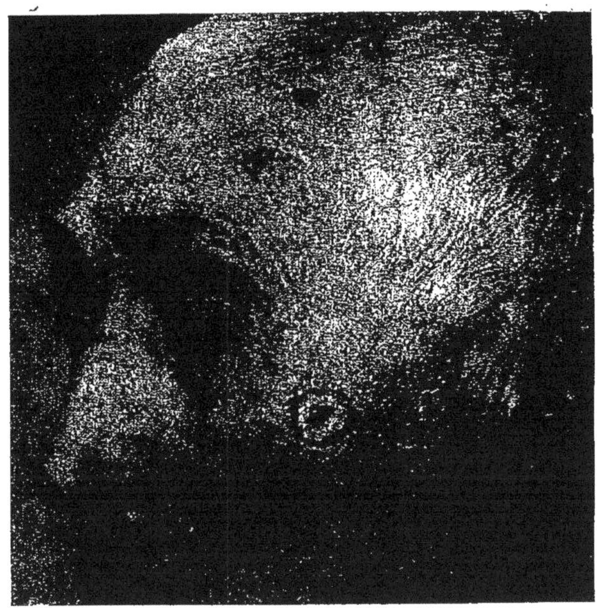

AVANT le Traitement

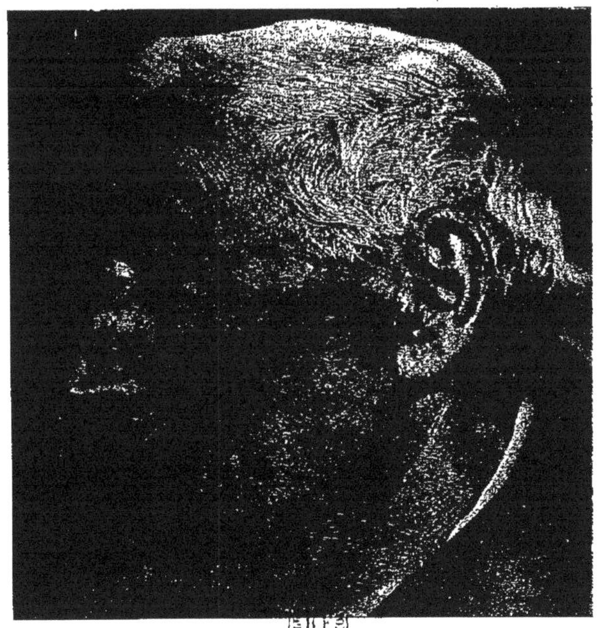

APRÈS le Traitement Radiothérapique

Observation XVII. — Dose totale absorbée : 22 H.

CONCLUSIONS.

La radiothérapie est une méthode de choix dans le traitement de la plupart des épithéliomas cutanés.

Les contre-indications absolues sont rares.

La distinction en deux formes histologiques principales spino et baso-cellulaire est importante, mais n'a pas une valeur absolue au point de vue de l'indication du traitement radiothérapique.

Les contre-indications à l'emploi des rayons X sont en général tirées du siège, de l'étendue, de la profondeur des lésions et de la rapidité de leur évolution, mais elles sont encore restreintes du fait que la radiothérapie est une des meilleurs méthodes palliatives, dans les cas où les lésions sont trop étendues ou trop profondes pour être justiciables d'une intervention chirurgicale.

La radiothérapie est une méthode de choix, parce qu'elle est indolore. Elle agit d'une façon élective sur les cellules néoplasiques, tout en respectant les éléments sains.

Elle donne des résultats esthétiques supérieurs à toute autre méthode.

Elle agit plus sûrement, plus efficacement que tous les autres procédés de thérapeutique, et met par là même à l'abri des récidives.

En général l'évolution des récidives, lorsqu'elles surviennent, est facilement enrayée par de nouvelles irradiations.

La combinaison de l'action du grattage et de la radiothérapie est souvent préférable à la radiothérapie employée
seule. Ce traitement mixte est surtout indiqué dans les
épithéliomas cornés ou croûteux, dans ceux à forme
perlée, dans les épithéliomas présentant un bourrelet où
se concentre l'activité néoplasique, dans les formes bourgeonnantes.

Le traitement mixte permet en effet, d'agir plus rapidement et plus profondément. La rapidité des phénomènes
de réparation est quelquefois surprenante. La méthode
mixte ne demande aux rayons que ce qui est strictement
indispensable. Les doses totales de rayons X nécessaires
pour amener la guérison, sont généralement faibles. Il est
avantageux d'employer un rayonnement assez pénétrant
et l'usage des filtres d'épaisseur convenable est précieux.

La guérison une fois obtenue, il est nécessaire de revoir
de temps à autre le malade et de continuer le traitement
à des intervalles de plus en plus éloignés pour prévenir
toute récidive.

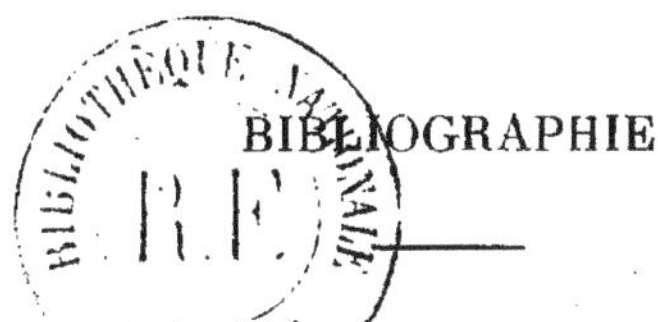

Audry. — Sur un angio-épithélioma de la peau. *Annales de Dermatologie*, 1900.

Ashehara. — Carcinome développé sur le lupus. *Archiv f. Dermatologie und Syphilis*, 1901.

Abrahms. — Case of serpiginous epitheliomata of face and forhead. *New York Post-Graduate*.

Achard. — Mode d'action des rayons X sur le cancer. *Tribune Médicale*, 16 mai 1908.

Albers-Schönberg. — Epithelioma des r. Backe und Roëntgen Behandlung. *Demonstrationsabende in allgemeinem Krankenhause Saint-Georges*, Hambourg, 16 mai 1908.

Béclère. — Un cas d'Epithélioma végétant de la région temporo-maxillaire guéri par la radiothérapie. *Bulletin de la Société Médicale des Hôpitaux de Paris*, 5 janvier 1904.

— Discussion sur l'emploi des filtres. *Archives d'Electricité médicale*, 10 janvier 1909.

— Influence des rayons Roëntgen sur les tumeurs malignes. *XX*^{e} *congrès de l'Association française de chirurgie*.

— *Considérations générales sur la radiothérapie des épithéliomes cutanés*.

Bisserié. — *Les Rayons X dans le traitement des Epithéliomas cutanés*.

Bisserié et **Belot**. — Traitement des épithéliomas par la radiothérapie. *Congrès de Berlin*, 1904.

Belot. — *A propos des indications de la radiothérapie dans le traitement des épithéliomas cutanés*.

— *Quelques applications de la radiothérapie à la dermatologie*.

Belot. — Contribution à la question des filtres en radiothérapie. *Société de Radiologie*. Février 1909.

Bonnet. — Epithélioma guéri par les rayons X. *Société des Sciences médicales de Lyon*, p. 906. 1908.

Bonnet (de Nice). — Traitement de l'Epithélioma de la face par l'acide acétique cristallisable. *Congrès de Berlin*, 1904.

Bodin et Castex. — Deux cas d'épithéliomes cutanés guéris par la radiothérapie. *A. D.* 1904 (1).

Bodin. — Epithéliomes cutanés à évolution très lente et sans généralisalion (u:cus rodens et Epithélioma, plan cicatriciel). *A. D.* 1904.

Bordier. — Contribution à l'étude des effets biochimiques des radiations, *Xe Congrès de Lille*, août 1909.

— Du rôle des filtres en radiothérapie et de leur utilité pratique. *Archives d'Electricité médicale*, 10 mai 1907.

Brocq, Bisserié, Belot. — Traitement de l'Epithélioma superficiel par la radiothérapie. *A. D.* 1904.

Bollaan. — Traitement de l'Epithélioma cutané par les rayons X. *Niederlandsch. Schrift*. 1903.

Brocq, Lenglet, Bisserié, Belot. — Traitement des Epithéliomas cutanés par les rayons X. Technique instrumentale et opératoire, *A. D.* 6 novembre 1903.

Broca (André). — Quelques considérations sur la radiothérapie intensive dans les maladies cutanées. *Archives d'Electricité médicale*. Décembre 1909.

Broers. — Emploi des rayons X dans un cas d'ulcus rodens. *Vereiniging van Nederlandsche Dermatologen* 1901.

Burns. — Epithelioma treated under Xays. Boston *Dermatological Society*. Mai 1908.

Comas et Prio. — Epithélioma ulcéré de la paupière. *Revue esp. de Derm. y Sif*. Mai 1908.

— Un cas d'Epithélioma de la face, guéri par les rayons X. *A. D.* 1904.

Coriat. — *Traitement de l'Epithélioma cutané par les rayons X*. Thèse Paris, 1904.

(1) **A. D.** — *Annales de Dermatologie et de Syphiligraphie.*

Darier. — *La Pratique Dermatologique*. Article : Epithelioma cu-
⸺tané.

— *Précis de Dermatologie* 1909.

— Des épithéliomes et de leur traitement. *Ve Congrès international
de dermatologie*. Berlin, 10 septembre 1904.

Daniel. — *Traitement du cancer par la radiothérapie*. Thèse Bor-
deaux, 1905.

Danlos. — De quelques insuccès dans la radiothérapie des épithéliomas cutanés. *Société médicale des Hôpitaux*, 2 juin 1905.

— Radiothérapie et épithélioma. *A. D.*, 1906.

Demetriade (Jassy). — *Épithélioma de la peau guéri par l'An-
thrasol*. Congrès de Berlin, 1904.

Delherm. — Epithélioma récidivant guéri par la radiothérapie.
Société de thérapeutique, 22 janvier 1908.

— *Épithélioma traité par la fulguration*, 1908.

Dominici. — *Action des rayons X sur la régression des cancers superficiels*.

Dubreuilh et Auché. — Diagnostic clinique et histologique de
l'ulcus rodens. *A. D.* 1902.

Fordyce. — *Epithelioma successfully treated by X rays*. N. Y.
Nov. 1907.

Fleig et **Michel Frenkel.** — Filtration des rayons X dans la
radiothérapie profonde. *Archives d'électricité médicale*, 10
avril 1909.

Gauthier. — Radiothérapie pour cancer du nez. *Société nationale
de Médecine de Lyon*, 8 mai 1905.

Gaucher. — Épithéliomas cutanés. *Revue internationale de médecine et de chirurgie*, 25 août 1908.

— Traitement des cancers de la peau. *Revue générale de clinique
et de thérapeutique*, 1908.

— Sur le traitement du cancer de la peau. *Bulletin de l'Association
française pour l'étude du cancer*, 21 décembre 1908.

Gaucher, Lacapère-Delherm. — Epithélioma guéri par la radiothérapie. *A. D.* 1905.

Guilleminot. — Absorption des rayons X par les tissus. Actions biochimiques correspondantes. *Archives d'Électricité médicale*, 10 février 1909.

Guilleminot. — Choix des filtres en radiothérapie. *Société de radiologie de Paris*, 11 mai 1909, 8 juin 1909.

— Contribution à l'étude biochimique des rayons X. *Archives d'électricité médicale*, 25 septembre 1909.

Heidingsfeld. — Traitement des cancers de la peau. *Journal of the american medical association*, 13 juillet 1900.

Haret et **Desfosses.** — Un cas de guérison d'épithélioma par les rayons X. *Bulletin de la Société médicale des Hôpitaux de Paris*, janvier 1904.

Hélie. — *Influence des rayons X sur l'évolution des néoplasies cutanées*. Thèse de Paris. 1905.

Holzknecht. — Les indications actuelles dans le traitement de l'épithélioma. *Halbmonatsschrift für Haut. und Harn Krankheiten*, 1905.

Köhler (de Wiesbaden). — Zur Rontgentiefentherapie mit Massen dosen. (*Münchener medizinischen Wochenschrift*).

Kanitz. — Traitement des cancers de la peau par les rayons Roëntgen. *Archiv f. Dermat. u. Syphilis.*

Kennon Dunham. — Technique personnelle de l'épithélioma. *American Journal of Dermatology*, novembre 1906.

Leredde. — Traitement des épithéliomas cutanés. *Revue pratique des maladies cutanées*, avril 1908.

— Traitement de l'épithélioma cutané. *Société de l'Internat des Hôpitaux* de Paris, 26 mars 1908.

— Les dangers et la contre-indication de la radiothérapie dans le traitement des épithéliomas de la peau. *A. D.* 1906.

— Indications et contre-indications de la radiothérapie dans le traitement de l'épithéliome cutané. *A. D.* 1906.

— Traitement des épithéliomas de la peau. *Communication au Congrès de Berlin*, 1904.

Lenglet et Sourdeau. — Une statistique et quelques réflexions à propos du traitement radiothérapique du cancer épithélial

et en particulier du cancer épithélial superficiel. *A. D.*
2 Février 1909.

Lewis Jones.—Traitement de l'ulcus rodens par l'ion-zinc. *British medical Journal*, 10 février 1907.

Malley. — Le cancer et les rayons X. *Presse médicale*, 8 avril 1908.

Ménétrier. — Le cancer. *Traité de Médecine* de BROUARDEL-GILBERT. 1909.

Ménétrier et Clunet. — Contribution à l'étude de la radiothérapie des cancers épithéliaux. *Archives de médecine expérimentale et d'anatomie pathologique*, 1908.

Milian. — Epithélioma plan cicatriciel, *A. D.* 1903.

Morelle. — *Epithéliomas cutanés et leurs traitements.* Bruxelles, 1908.

Morris et Dorre. — Résultat du traitement de l'épithélioma par la méthode de Finsen et les rayons X. *British medical Journal*, 31 mai 1902.

Morestin. — Epithélioma du pavillon de l'oreille développé sur une cicatrice de lupus. *Bulletin de la Société anatomique*, 11 janvier 1901.

Nancel-Penard.— *Les épithéliomas de la face et la radiothérapie*, Thèse de Paris, 1905.

Pautrier. — Note sur l'étude histologique des lésions produites par les rayons X au niveau des épithéliomas. *Bulletin de la Société anatomique*, novembre 1906.

— Sur un cas d'épithélioma développé au niveau d'un lupus érythémateux.

— Epithélioma lobulé corné de la langue guéri. *A. D.*, 1906.

— Note sur l'histologie des tissus néoplasiques traités par les rayons X. *A. D.* 1906.

Piccardi. — Traitement de l'épithélioma cutané par la résorcine et l'acide arsénieux. *Giornale italiano della Mallatea venere a della pelle*, 1900.

Pringle. — Epithéliomas multiples développés sur un lupus érythémateux. *British Journal of Dermatology*, janvier 1900.

Pusey (A.). — Les rayons de Roëntgen dans le traitement des ma ladies de la peau. *Journal of the american medical association*, 28 septembre 1901.

Pugh. — Traitement de l'ulcus rodens par les rayons Roëntgen. *British medical Journal*. 12 avril 1902.

Sequeira. — Ulcus rodens traité par les rayons X. *Dermatological Society of London*, 3 mai 1901.

Simon. — Traitement des épithéliomas cutanés. *La Clinique*. 31 janvier 1905.

Schmitt. — Traitement Roëntgen des cancroïdes M. C.

Stelwagon. — Radiothérapie de l'épithélioma cutané. *XXVIIe Réunion de l'Association dermatologique américaine*, mai 1903.

Strebel (de Munich). — Neue Behandlungsmethodes der épithélioms. *Congrès de Berlin*, 1904.

Thiery. — Epithélioma développé sur une cicatrice près de 48 ans après la constitution de cette cicatrice. *Bulletins et mémoires de la Société de chirurgie de Paris*, 19 janvier 1909.

— Enorme épithélioma cutané développé sur une cicatrice Extirpation. Guérison. Greffes de Thiersch; quelques séances de radiothérapie, *Bulletins de la Société de Chirurgie*, 19 janvier 1909.

Wetterer. — *Handlung der Roëntgentherapie*, 1909.

Williams. — Effets analgésiques des rayons X. *Semaine médicale*, 1903.

— *The Roëntgen rays in medicine and surgery*, New-York, 1903.

Zimmern. — *La Fulguration*, 1909.

Zimmern, Oudin, Delherm, Dubois, Leredde. — Traitement de l'épithélioma. *Société de thérapeutique*, 18 janvier 1908.

Zimmern. — Des mesures exactes en radiologie. *Presse Médicale*, 18 mai 1904.

TABLE DES MATIÈRES

Le Mans — Imprimerie Monnoyer.

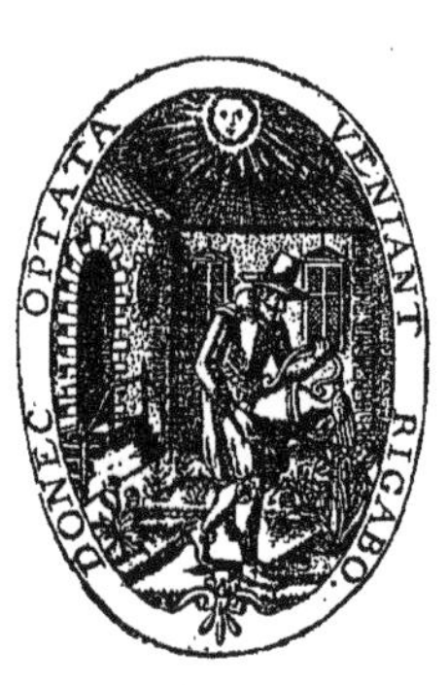